伊達式
脂肪燃焼
ダイエット

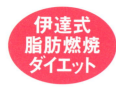

恵比寿アンチエイジング
クリニック・カウンセラー
伊達友美

食べてきれいにやせる！

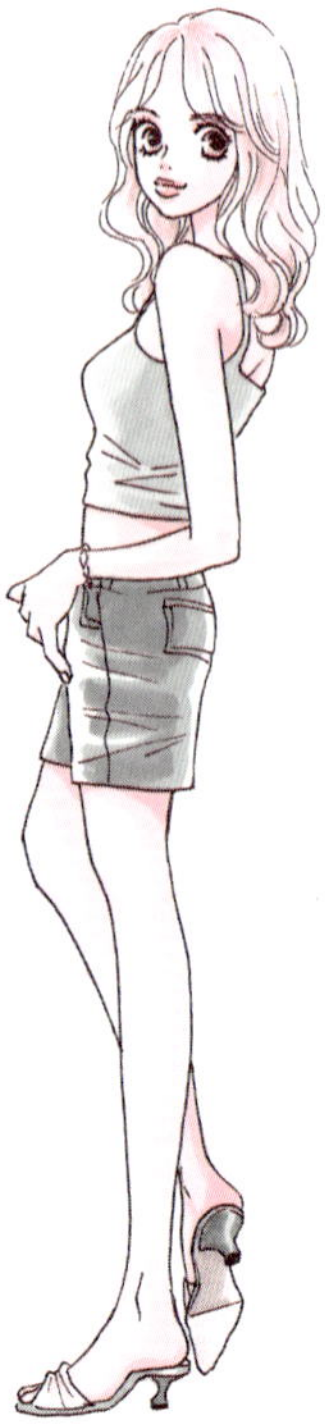

幻冬舎

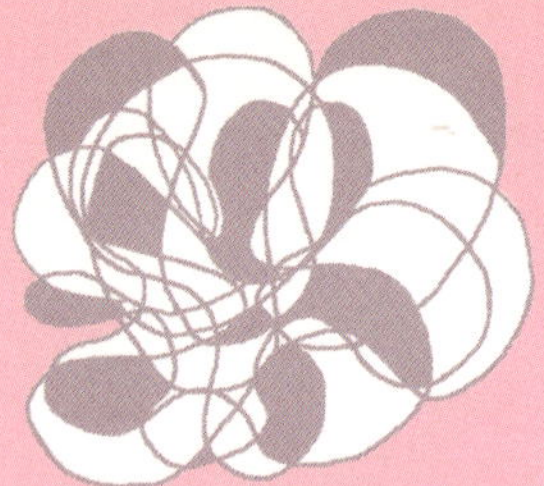

伊達式　脂肪燃焼ダイエット

食べてきれいにやせる！

カバーデザイン／川上成夫
カバーイラスト／あいかわももこ
本文デザイン／狩野聡子（ZAPP!）
本文イラスト・デザイン協力／まゆみん
編集協力／佐藤留美
ＤＴＰ／有限会社 美創

はじめに

私は今、やせたいと切実に悩む女性たちのカウンセリングと、ダイエット指導をしています。自分で言うのもなんですが、この仕事は「天職」だと思っています。というのも、私自身が長く自分の体型にコンプレックスを抱き、二〇年にわたってダイエットとリバウンドを繰り返してきたからです。

私が太り始めたのは、思春期の小学生のころ。標準体重をゆうにオーバーし、見るも悲しいおデブ体型。なんとかしたくて、ありとあらゆるダイエットに手を出し続けました。寒天がやせると聞けば寒天ばかりを食べ、コンニャクがいいと聞けばコンニャク三昧《ざんまい》……。成人女性一日の摂取基準が一八〇〇キロカロリーのところ、八〇〇キロカロリーに抑えていたこ

ともあります。

それでも、まったくやせられなくて、体を壊して入院する始末。

しかし自分であれこれ試していくうちに、食べることと減量の驚くべき関係に気がつき、数カ月で二〇キロも減らすことができたのです。

食べ物に気を配るだけで体は確実に変化する——そのことを実感してからは、もっときれいにやせる理論を知りたくなり、アメリカのクレイトン大学で本場の栄養学を学びました。そして、日本ではまだ数十名しかいない栄養学の博士号を取得。その理論を活かし、現在までに二〇〇〇人ほど指導してきましたが、ほとんどの方が三カ月で平均五キロ、体脂肪率は約五％減少しています。そのノウハウを具体的にまとめたのが本書です。

伊達式ダイエットは、一言で言うと「きちんと栄養をプラスしてやせる」という方法です。こう言うと、「栄養を摂ると太っちゃう！」と思われる方も多いでしょう。しかし、私自身の体験とカウンセリング指導した実証からすると、やせたいと願うほとんどの人は「栄養不足」です。摂取カロリーばかり気にして、やせるための栄養を摂らないから、必要以上にエネルギーを蓄えやすい体になってしまう……。まさに、かつての私が犯した負のスパイラルには

まっている人が多いのです。

では、どうしたらやせられるのか？

答えは「正しく食べる」ことです。つまり、胃腸を活性化させ、糖や脂肪をがんがん燃やす食事をするのです。ダイエットだからといって、甘いものや脂肪を避けることはありません。かといって、好きなものを好きなだけ食べればいいというわけでもありません。「やせ体質」になるには、正しい「食品選び」や「食べ方のコツ」を学ぶことが必要です。その方法はそれぞれの章に具体的に記してあります。

みなさん、まずは試しに三カ月間実践してみてください。食べなければやせるという思いこみを捨てて、おいしく食べてやせましょう。根本的な体質改善につながるので、長くは感じないはずです。体が徐々に美しく変わっていく喜びを、ぜひ体感してください。

食べてきれいにやせる!　もくじ

Chapter 2 ● 代謝アップの食材ですっきり

Chapter 3 やせ体質に学ぶメニュー選び

Chapter 4 甘い物・水分を賢く摂る

Chapter 5 ● 食べすぎたら速攻でもどす

Chapter 6 • やせるための新常識

Chapter 7 ● 間違いだらけのダイエット

Column ● コラム

Prologue

伊達式4つの減量セオリー

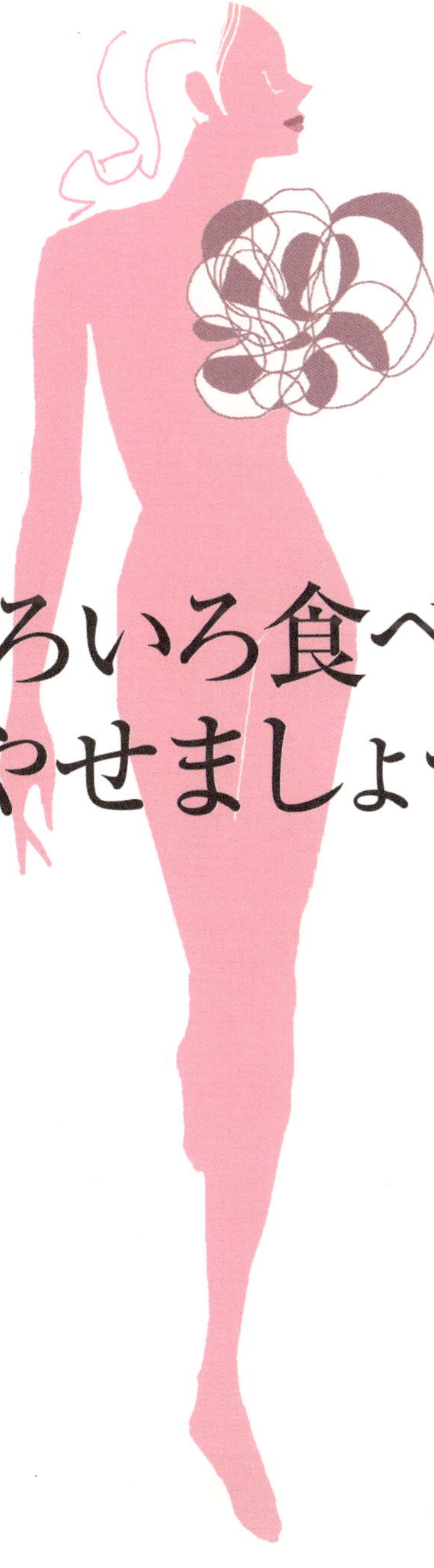

いろいろ食べて
やせましょう

みなさんはやせようと思ったとき、どんなダイエットをしますか？

おそらく、最初にするのが食事量を減らすことだと思います。それも手っ取り早くやせるために、「炭水化物」を減らして「油分」を抑える……そんな〝ダイエット神話〟を信じている人がほとんどでしょう。

結論から言いましょう。はっきり言って、その方法ではやせません。一時的に体重は落ちますが、すぐリバウンドしたり、少し食べるだけでも太る体質になってしまいます。今の女性は、その事実を知らないまま「食べていないのにやせられない」と嘆く人が多いのです。

食べないのにやせない、その理由を簡単に説明しましょう。

そもそも、日々の生活でいちばんカロリーを消費する行動は何だと思いますか？「運動すること」と思う人もいるかもしれませんがじつは「食べること」なのです。

みなさんは食べ物の「摂取カロリー」ばかりを気にしますが、それ以上に重要なのは食べた後に、体が食べ物を消化、吸収、代謝して「消費する時に使うカロリー」。食べない人は、この消費カロリーが少ないので、食べ物をうまく燃やすことができません。それで少し食べても太りやすい体質になってしまうのです。

やせるためには必要な栄養をしっかり摂ること。そして胃腸を活発にし、食べた物を燃えやすくする体質を、伊達式ダイエットで手に入れましょう。

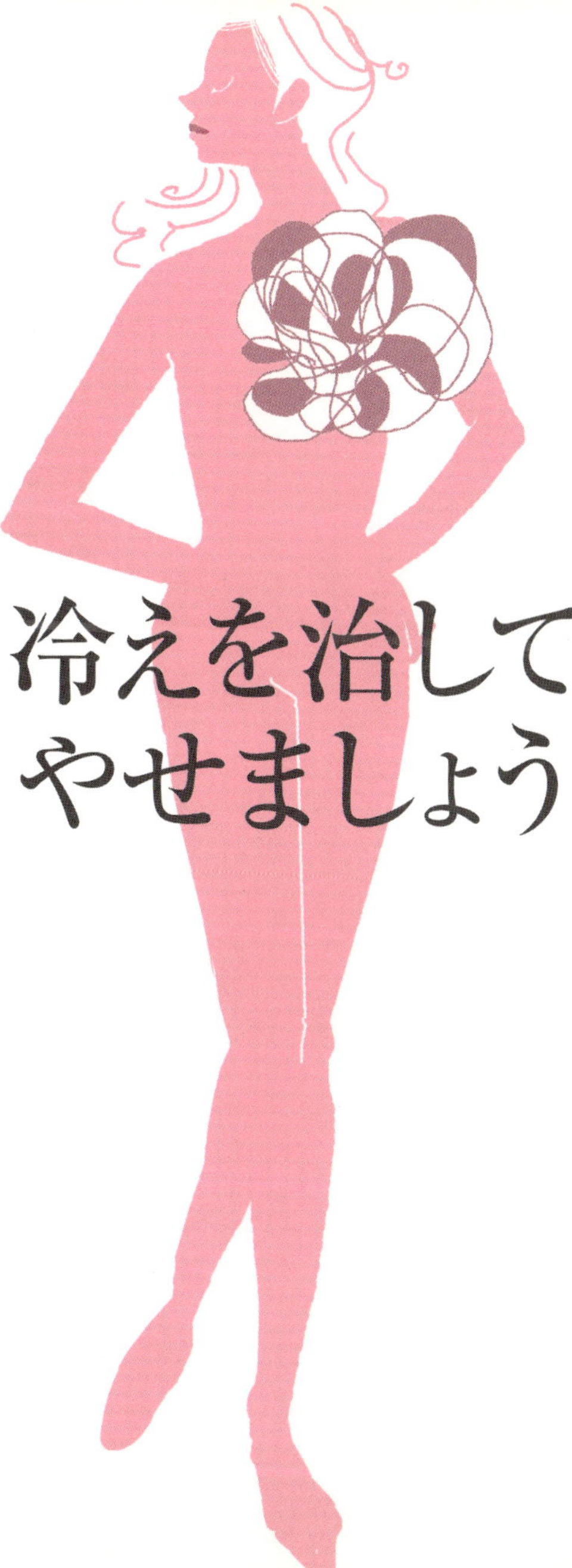

冷えを治して
やせましょう

いまの女性がやせにくくなっている原因がもう一つあります。それは「冷え」です。

私のクリニックに来る患者さんの約七～八割に冷えがあります。体温が低めだったり、つねに手足が冷たい人がとても多い。

冷えがあるとやせにくい理由は「代謝」にあります。冷えて代謝が悪くなれば使うカロリーが少なくなるので、脂肪をためやすい。それに、胃弱で食べ物を消化しにくいので、消化しきれなかった食品のカスが腸壁に残り、栄養の吸収が悪くなり太るという「負のスパイラル」にはまりやすいのです。

また、冷えの女性は、手足の指先のみならず、内臓まで冷えている場合が多くあります。内臓は体温より一度ほど高く、三七～三八度が適温なのですが、それ以下だと胃の消化酵素が正常に働かなくなります。すると、結局消化もうまくいかないし、代謝も上がってこないという悪循環に陥ってしまいます。

やはり、ダイエットの鍵を握るのは「消化」と「代謝」。この二つがダブルでダウンする冷えは、百害あって一利なしです。

こうお話しすると、「私は体温が高いし、手足も冷えないので大丈夫」と言う方もいるでしょう。しかし、最近では自覚のない冷えが増えているので要注意。表面的には体は温かくても、のぼせた後、すぐ冷えるタイプもあります。

とにかく女性は体を温める工夫や食べ方を知るべき。伊達式ダイエットの第一歩はここにあります。

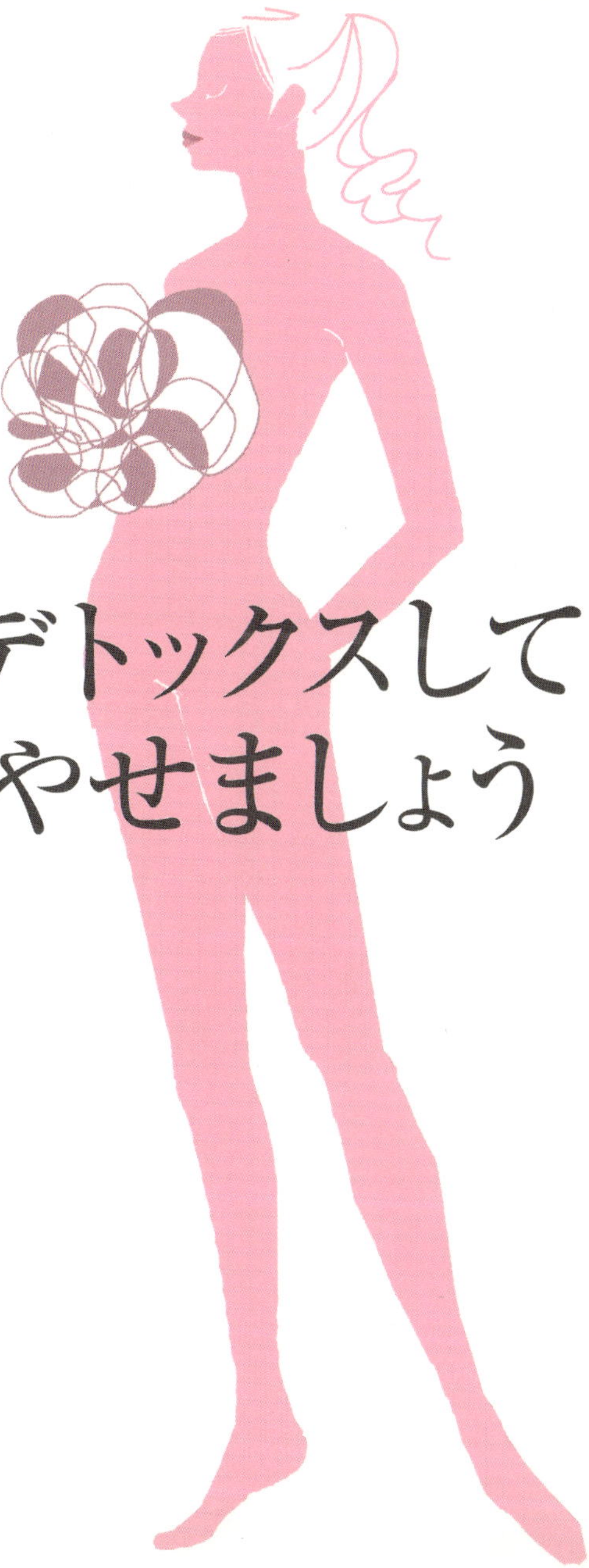

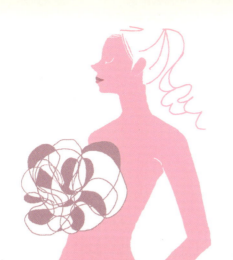

デトックスして
やせましょう

最近、デトックス（毒素排出）がブームです。体の毒素を出そうと、岩盤浴やゲルマニウム温浴などにはまっている人も多いのではないでしょうか。

もちろん、ダイエットにもデトックスは必要です。私は、栄養不足、冷え、ストレスに次いで「食べていないのにやせない」のは「毒素」が原因だと思います。

毒素とは、主にヒ素や水銀などの重金属や環境ホルモン、活性酸素などのこと。現代人はこれらの毒素を自然とため込みやすい環境にあります。

体に毒素がたまると、どうしても脂肪を燃焼しにくくなるのです。自律神経が解毒に力をとられて、代謝に使うエネルギーが減少してしまうからです。

「何をやってもやせない」という人は、アンチエイジングクリニックなどの外来で、自分の毒素の値を一度測ってみるのもいいでしょう。

たまっているとわかった場合は、岩盤浴やゲルマニウム温浴に行って毒素を汗で排出するのもおすすめです。

とはいえ、解毒ブームだからといって、解毒とこだわりすぎるのもかえって体に毒です。

私がこれからすすめる無理のない食事法を実践していただければ、スリムになっていくのと同時に、自然と毒素をため込みにくい体質になっていきます。

正しい食生活は、ダイエット、解毒、美肌、健康とすべてにつながるのです。

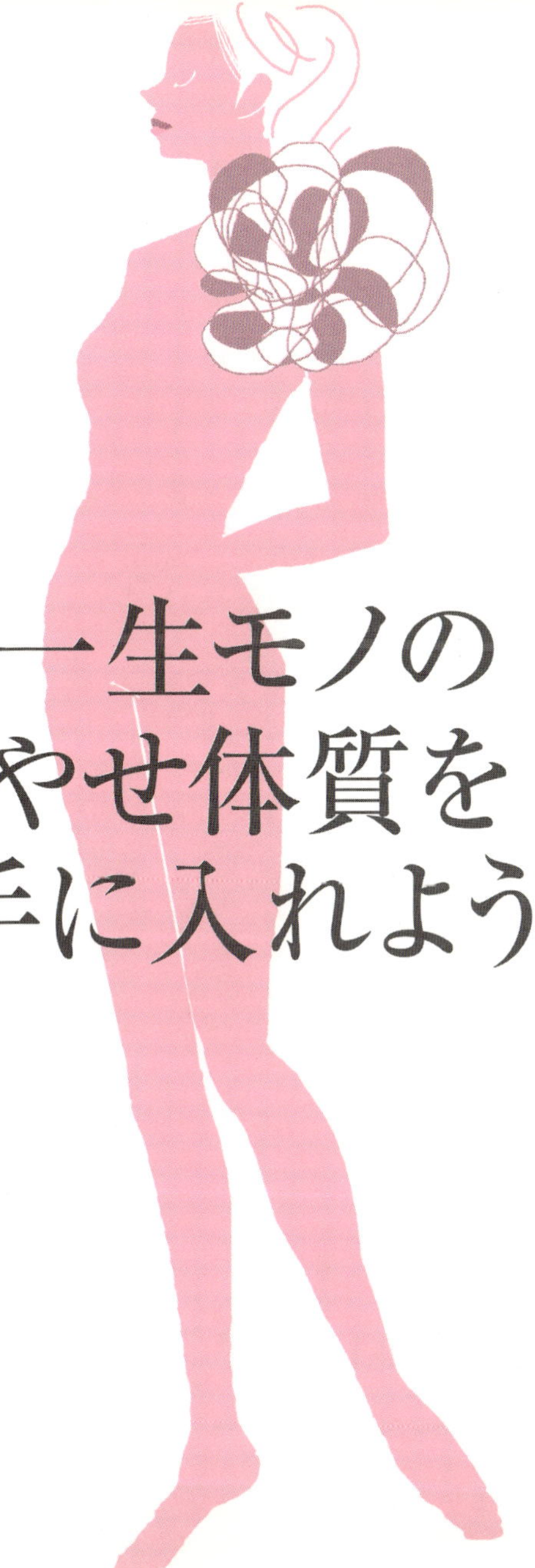

一生モノの
やせ体質を
手に入れよう

私のダイエット法は、短期間で急激に体重を落とす方法ではありません。やせる体質にスイッチするための、きっかけとなる方法です。続けていただければ、必ずやせる体質を手に入れられます。こう言うと「一生ダイエットをしなくてはいけないの？」と思われるかもしれませんね。でもそんなことはありません。

実はダイエットは二段階に分けて考えるべきものです。第一段階は、食生活を変えてやせること（ダイエットに成功すること）。第二段階は、その状態をキープすることです。

難しいのはこの第二段階です。たとえば六〇キロから五〇キロにやせたとします。一〇キロ体重が減ると、全身の血流や血圧が変わり、脳が体の隅々までチェックし始めます。この後、変化した体に内臓機能が適応するのが、だいたい三カ月後。ところが、無理なダイエットをすると、脳から「体が瀕死状態。食べてください」という指令が出ます。たいていの人はそこで我慢できずにリバウンドするのです。

しかし正しいやせ方をすれば三カ月後には脳から「大丈夫ですよ、この体型を維持してください」という信号が送られます。こうなればもう安心。その後は多少いい加減に食べても、もとには戻らないように脳の指令が働くのでそうそう太りはしません。

まずは本書を参考に食生活を改め、スリムになったら三カ月はそのままの体重をキープすることを心がけてください。少々の辛抱で、一生モノのやせ体質が手に入りますよ。

Chapter 1

油・肉・魚を食べてスリムに

体脂肪はごま油やオリーブオイルで落とす

ダイエットのいちばんの敵は油だと言われています。でも、それは大間違い。油不足はかえってやせられません。「油は油でしか落とせない」がダイエットの鉄則。極端に言うと、**体脂肪は皮脂汚れと一緒。きれいに洗い流したかったら、油で落とすしかない**のです。

かといって、なんでもかんでも油分を摂ればいいという話ではありません。マーガリンやサラダ油など加工された油は、体内できちんと分解することができないため、たまりやすく太りやすい。マーガリンを使うくらいなら、バターを使うほうがいいのです。とはいえ、バターやラードなどは動物性オイル。いくら加工されていないとはいえ、質の良い油ではありません。

そこで、私がおすすめするのは、ごま油やオリーブオイルなど天然の植物オイルです。

しかも、熱を加えず、生のまま摂るとより効果的です。油は熱を加えるとどうしても酸化

しやすくなります。この酸化状態のオイルが体に悪いのです。

ですから、サラダを食べるときはオリーブオイルと酢、塩・コショウだけで食べてみる。生の油をかけて食べるカルパッチョ（生肉や魚のたたきをオリーブオイルであえたもの）や、レバーの刺身などを日常のメニューに加えてみましょう。

その際、「一番絞り」や「エキストラ・バージンオイル」など、なるべく新鮮なものを選ぶとより効果的。純度の高いオイルは、それだけ脂肪を落とす効果が高いからです。

きれいにやせる
習慣術

油は質のいいものを生で摂る

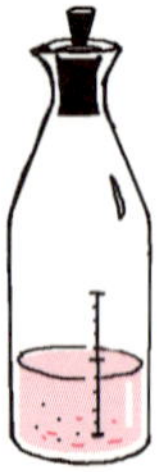

油抜きダイエットがぽっこりお腹をつくるわけ

油分の不足は、ダイエットの敵「便秘」の原因にもなります。世間では、便秘の原因は繊維不足だと思われがちですが、繊維ばかり摂っても油を摂らないとかえって便秘は悪化します。

想像してみてください。繊維質ばかりの便なんて硬そうじゃないですか？　便は硬くなると、ちょっとやそっとでは出てきません。**ガンコな便秘を解消するうえでも、油は役に立つ**のです。

そのしくみを簡単に説明します。油分が不足すると腸などの内臓に必要な油分を補給することができなくなります。すると、腸の動きも悪くなり、便を押し出す力が弱くなります。すると、肝臓に悪いものがたまり、栄養の吸収が悪くなるのです。栄養の吸収が悪くなると、体は軽い栄養失調状態になり、「何がなんでもやせないぞ！」と意固地になって、かえって脂

きれいにやせる
習慣術

便秘気味のときは油を摂取

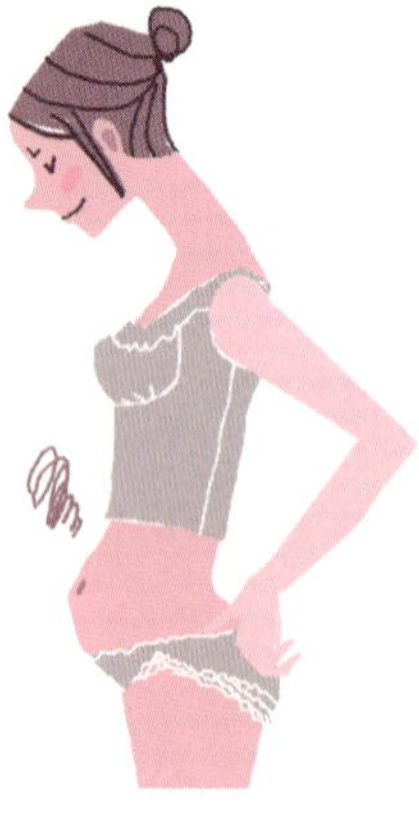

肪をため込みやすい体になります。まさに悪循環を招くのです。

便秘で悩んでいらっしゃる方は多いと思います。そんな方は、まず良質な油を積極的に食べる癖をつけてください。便秘体質を改善すれば、ボディラインもお肌も目に見えて変わってきますよ。

〝脂肪がつきにくい油〟はヘルシーじゃない

先にも述べたとおり、私は普段からクリニックにみえるみなさんに植物性天然オイルをすすめています。

ところが、最近では患者さんに「私は〝脂肪がつきにくいリノール酸の油〟を使っているので大丈夫です」と言われてしまうこともあります。

しかし、これは大きな間違いです。

リノール酸オイルは、日本では「特定保健用食品」として厚生労働省のお墨付ですが、実は海外での評判があまり良くありません。それどころか、リノール酸はアレルギーを引き起こしやすいとさえ言われています。

アレルギー症状とは、アトピーや花粉症、偏頭痛など。理由はまだ解明されていませんが、摂りすぎは危険であることに間違いはありません。

このほか、**コーン油やマーガリンといった加工された植物オイルや、新鮮でない油を摂ると、肝臓で分解しきれずにニキビとなって皮膚から出てくる**こともあるので、美容を気にするなら、少々お金をかけてでもいい油を選んでください。

きれいにやせる習慣術

加工されたサラダオイルは避ける

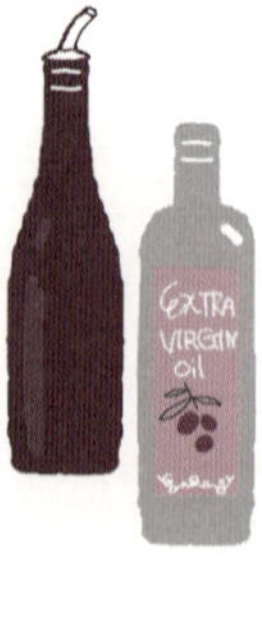

羊、牛、豚肉をがっつり食べて脂肪を燃焼

油とともに、ダイエットの大敵と思われがちなのが肉。みなさんもダイエット中は肉を控えて、魚や豆腐で我慢していませんか? ところが、これは大きな間違いです。

なぜなら、牛や豚、羊などの**「赤身の肉」には脂肪を燃やす成分がたくさん含まれている**からです。この成分は「L-カルニチン」といって、単体でサプリメントとして売られているほどストレートに脂肪の代謝を上げてくれる効果があります。L-カルニチンの含有量は、羊、牛、豚の順に多く、鶏にはほとんど含まれません。

さらに、赤身の肉はタンパク質が豊富です。タンパク質は脂肪になりにくく、筋肉になりやすいという特徴があります。このように、「赤い肉」はいいことづくし。食べない手はありません。では、どうやって食べるのがいいのでしょうか?

理想は「生」で食べることです。「生肉」には、多くの酵素が含まれています。この酵素に

脂肪を燃やす力があるのです。

ただし、鮮度の問題もありますし、胃の弱い方は生肉が消化しきれず、消化できなかった成分が腸の内壁にたまり、かえって他の栄養の吸収を妨げてしまうことがあります。そういう人には、赤身肉をシチューやポトフなどの「煮込み」にしていただくことをおすすめします。沖縄の豚の角煮「ラフテー」などもいいですね。赤身肉に含まれるタンパク質は、煮溶ける心配がないので、しっかり栄養分を吸収することができます。

きれいにやせる
習慣術

L-カルニチンの多い赤身を選ぶ

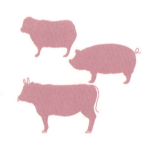

肉料理にはショウガやニンニクをプラスする

脂肪を燃やすうえで赤い肉は効果的ですが、胃腸が弱い人の中には、そのままだと消化ができない場合があります。消化がうまくできないと、結局はどんないいものを食べても意味がありません。必要な栄養を吸収することができないと、体は少ない栄養でまかなおうとして、やせにくくなるからです。

そこでおすすめなのが、赤身の肉にショウガやニンニクを組み合わせることです。ショウガやニンニクには、消化を助ける効果があります。

さらに、ショウガやニンニクには体を温めるという効用も。後で詳しく述べますが、体の「冷え」はダイエットの大敵です。冷えると代謝が悪くなり、脂肪を蓄えやすくなるのです。

たとえば**生の肉には酵素が豊富に含まれていますが、脂肪を燃やす効果がある半面、冷たいので体が一時的に冷えます。こんな時もショウガやニンニクが味方になります。冷えた体**

を温める作用があるからです。

レバーの刺身についてくるショウガ、ステーキに添えられたニンニクなどはすべて意味があるのです。薬味はできるだけプラスしてください。

きれいにやせる習慣術

消化作用のある薬味を欠かさない

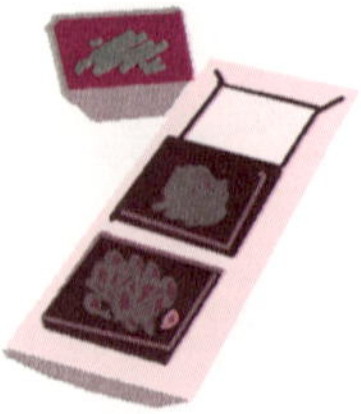

鶏のササミしか食べない人ほど太りやすい

昔からダイエット食といえば、「鶏のササミ」が定番です。最近セレブに人気のフィットネスジムでも、鶏のササミを食べることをすすめているようです。理由は、「脂肪分が少なくて、高タンパクだから」。

しかし、結論から言って、ササミばかり食べたところでやせません。たとえ一時的にやせたとしても、必ずリバウンドしてしまうでしょう。ほかならぬ私も、高校時代、ダイエットにはまっていたときに、一生分といっていいほどのササミを食べました。でも、体重はピクリとも減りませんでした。

なぜなら、先にも述べたように**鶏のササミにはL-カルニチンやビタミンB2などの「脂肪を燃やす成分」が少ない**からです。ミネラルも少なく、栄養のバランスもよくありません。栄養不足は太りやすい体を作る要因になります。

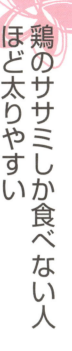

ササミのダイエット神話は忘れる

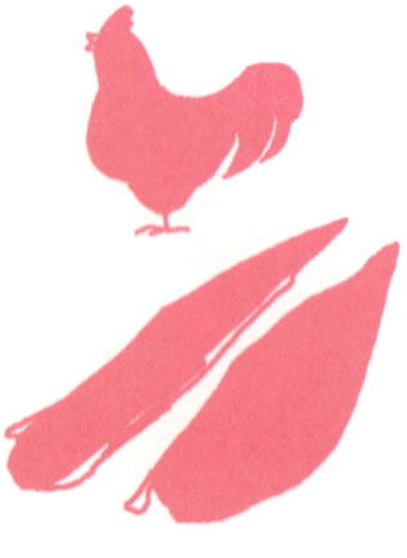

第一、みなさんは鶏のササミがおいしいと思いますか？　パサパサして、旨《うま》みがないですよね。「おいしくない」と思うものを「体にいい」と信じて食べることは、ダイエットの大敵です。人間とは不思議なもので、まずいと思うものを無理して食べたり、罪悪感を覚えながら食事すると、ストレスで代謝が下がり、結果として太ってしまうのです。

鶏のササミがいちばんの好物という人でもない限り、おすすめできません。無理してパサパサのお肉など食べず、ジューシーな赤い肉を食べましょう！

ハンバーグよりステーキを食べると引き締まる

「原形を留《とど》めた食品を選ぶ」というのがやせる鉄則です。なぜでしょうか？　人間は生まれつき、太古の昔から食べていた「原形食品」を分解する酵素を持っているからです。逆に言うと、加工食品を分解する酵素を持っていません。ですから加工食品ばかり食べていると、消化しきれなかった成分が腸の内壁にたまり、栄養の吸収を妨げ、栄養不足状態になる最悪のステップを踏むことになります。

ですから肉も、ハンバーグや餃子などに加工せず、原形の見えるメニューが理想。そういった意味からも、ステーキや煮込みなどをおすすめしているのです。魚も同じです。加工した「ツナ缶」を食べるよりは、刺身や焼き魚など形のままに調理されているものがいい。野菜もそうです。裏ごしにして、ムースにしてみたり、手の込んだスープを作るのは素敵なことだとは思いますが、「ダイエット」という意味では、あまりおすすめできません。

大きく切ったメニューを選ぶ

プロローグで、「やせるためには、消化、吸収、代謝に体力を使う食事をすること」と書きましたが、**「原形食品」はまさにそう。加工食品より硬いので、消化するまでにたくさんのエネルギーを必要とします。**たくさん噛《か》まなくては飲みこめませんし、消化するには胃から大量の分解酵素を出さなくてはいけない。腸に入ったら、活発なぜん動運動をしないと便になりません。このように、内臓をフルに働かせるという意味においても、ダイエットには非常に有効なのです。

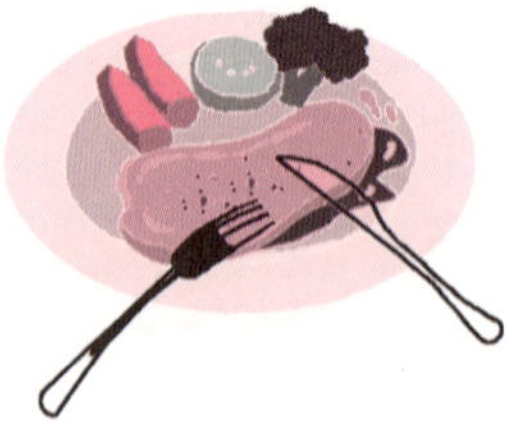

ブリやマグロの刺身で体の中から美しくなる

「生」がいいのは、油や肉だけではありません。ダイエットには魚も、生のままで食べるのが効果的です。生魚にも、生肉と同じように脂肪を燃やす酵素が含まれているからです。白身と赤身、どちらでも効果は期待できますが、ブリ、マグロ、サバといった脂の多いもののほうがいいでしょう。

魚に含まれる**DHAやEPAといった良質な脂分は、体に蓄積された悪い油を排出する効果があります。**

しかし、DHAやEPAは火を通してしまうと変質してしまいます。こうした意味からも、魚は刺身、もしくは寿司でいただくのが理想的です。特に寿司は、老廃物を除去する「酢」が一緒に摂れるという意味でもおすすめです。

ただし、寿司のような生ものはどうしても消化しにくく、体が冷えやすいという側面もあ

りますから、つけあわせのガリの存在が重要。きちんと食べてください。ショウガは体を温める冷え対策の救世主。アジやイワシはショウガやニンニク、ネギなど「薬味」と一緒にいただきましょう。これだけでも、かなりの消化作用と温感作用が期待できます。

きれいにやせる
習慣術

魚の脂で脂肪を排出

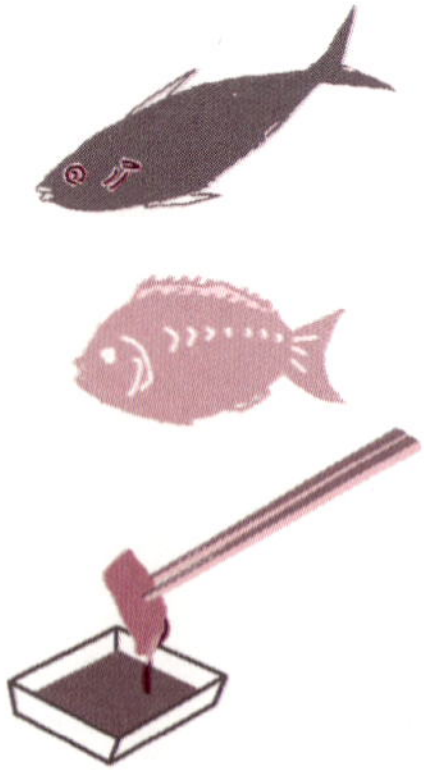

ダイエット中の揚げ物はやっぱり避けるべき？

伊達式ダイエットは〝食べてやせる〟ことが基本です。とはいえ、なるべく避けてほしいのが、質の悪い油で揚げたフライです。私たち栄養学の専門家の間では、ファストフード店やファミレスなどのフライヤーの油を「発ガンスープ」と呼んでいるほど。テキメンに太るうえに、体にも最悪なのです。

特によくないのが、鶏の唐揚げ。みなさんの大好物だと思いますが、鶏肉は赤身の肉に比べてミネラルやビタミンが少なく、脂肪を燃やすL-カルニチンも少ない。それを悪い油で揚げるのですから体にいいわけがありません。ファストフード店のポテトも同様です。冷凍のポテト自体にはほとんど栄養がなく、質の悪い油をたっぷり吸い込んでいます。

こういった**悪い揚げ物をたくさん食べると、女性の場合はまず子宮に影響が出てきます。**女性ホルモンは油、つまりコレステロールから作られるので、子宮など婦人科系の器官がダ

メになります。東洋医学的に子宮は生殖器官であるとともに解毒臓器でもあります。ですから、子宮が悪くなると、子供ができにくくなるうえに、体内の解毒がうまくできなくなるので、毒気がまわって体全体に悪い影響が……。

どうしても食べたい場合は、家庭のフライヤーで新鮮な油を使うこと。そして消化を促進し悪い油を流すフルーツの酵素の力を借りるために、レモン汁をかけるといいでしょう。

ヒレカツだったらパン粉の代わりに、ナッツやゴマを衣にして揚げるのもおすすめです。ナッツやゴマはもともと油分が含まれるため、衣が酸化した油をたくさん吸わなくてすみ、かえってヘルシーなのです。

きれいにやせる習慣術

フライにはレモンをかける

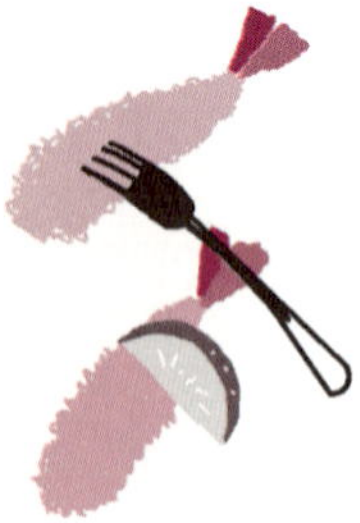

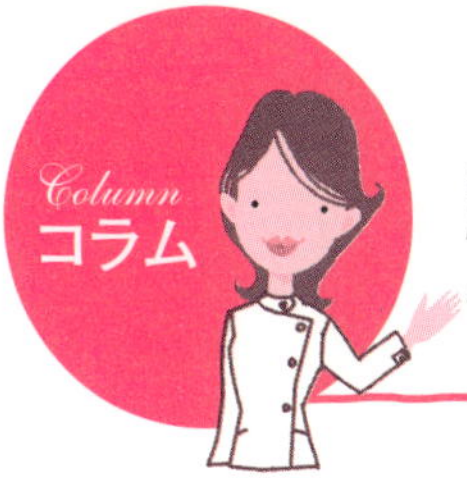

脚の筋肉を鍛えると代謝が上がる

食事以外に、簡単で効き目抜群のエクササイズをお教えしましょう。私が「やせるおフダ」と呼んでいるアイテムを使った日常エクササイズです。

やり方は、単純。座った姿勢で両膝《ひざ》の間に名刺かカード、もしくは写真を挟んでおくだけ。これだけで、内ももに力が入ります。脚のももの筋肉は、人間の筋肉の中でもっとも体積が大きいので、緊張感を与えると、体全体の代謝が上がる効果があるのです。背筋や腹筋もピシッと伸びて姿勢もよくなります。仕事中や通勤電車の中などどこででもできるので、マメにやってみるといいでしょう。想像以上のスリム効果が期待できます。

部分やせをしたいなら、「ひねり運動」が必要です。やせたい部分は、ひねらないとやせません。ウエストも二の腕も、細くしたかったらとにかくひねる。二の腕だったら、両腕を伸ばして手首をひねるポーズ。脚だったら、太ももをあげて回す。ウエストだったら、左右にくるくるひねりましょう。筋肉が伸びて確実に細くなっていきます。

Chapter2

代謝アップの食材ですっきり

冷えの人がきれいにやせる大原則

プロローグでも触れましたが、最近、体の冷えが原因でやせないという方がとても増えています。みなさんの中にも、普段から低体温気味で、つねに足や手の先が冷えているという方、多いのではないでしょうか？　**体が冷えると、当然代謝は悪くなります。すると、脂肪を燃やすことができなくなり、余計なお肉を蓄えやすい体になる**のです。

さて、そもそも冷えの原因とは何なのでしょうか？　原因は、自律神経と女性ホルモンの関係にあります。自律神経の働きが低下すると、交感神経と副交感神経のバランスがうまくとれなくなります。すると血流が悪くなる。こうなると、体の末端まで血液が通わなくなり、冷えきってしまうのです。

冷えや低体温になると、いいことは一つもありません。やせにくくなるのはもちろん、胃腸の働きが悪くなり、ガンなど深刻な病気の要因にもなります。活発に動くことができなく

なるので、何をやるのもおっくうになります。運動不足になり、ますます体は冷える……。

こうして、悪循環を招くことになるのです。

また、「大人ニキビ」で悩んでいる方がいますが、だいたい「冷え」が原因です。それも、アゴや口のまわりの紫色に近いニキビはまず冷え。こうしたタイプの方は、まずは体を温めないと、やせることもニキビを治すこともできません。

きれいにやせる習慣術

つねに体を温める工夫をする

胃弱の人がきれいにやせる大原則

先ほど、冷えや低体温になると胃腸の働きが悪くなると書きましたが、「胃弱もダイエットの大敵」です。胃腸の状態が悪いからこそ、代謝が鈍り、体や内臓が冷える。すると、ますます消化や代謝が悪くなるのです。

私が今までダイエットに悩む女性を指導してきた実感でいうと、そういう女性の七～八割が「冷えの胃弱型」だと思います。

このタイプは、**きちんと消化ができないため、腸壁に食べ物の残留物がたまり、やせにくい体になっています**。ですから、いくらダイエットに効くからと赤身の肉や、生のオイルを食べても消化・吸収ができません。第一歩は、まず胃腸を癒すことです。

では、どんなものを食べたらいいか？

答えは、「体を温めるもの」です。大原則は冷たいものは食べないこと。そして、体を温め

る食品を摂ること。
具体的に、冷えを治す食品については、この後で詳しく紹介していきます。

きれいにやせる
習慣術

冷たいものを胃腸に入れない

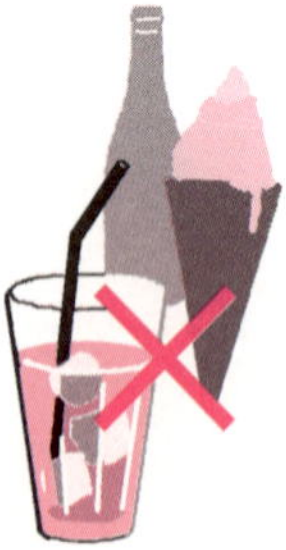

味噌汁やミネストローネは代謝を上げる救世主

冷えを治すには、とにもかくにも温かいものを食べることが重要です。そのためには、味噌汁やスープを飲む習慣をつけましょう。特に味噌汁は、女性向きのメニューです。大豆に含まれるイソフラボンは、ホルモン代謝を整えるのに最適な抗酸化成分。メリハリボディや美肌の強い味方になります。

ところが、最近は味噌汁が不人気。塩分が気になるということで、特にむくみや血圧が高い人から嫌われています。

確かに、食塩に含まれるナトリウムだけを摂るとむくみやすくなりますし、血圧も上がります。けれども味噌やダシ汁となるいりこやニボシは、マグネシウムやカリウムが豊富。具にしたって、海藻や野菜などには豊富なミネラルが含まれています。味噌汁は、カルシウム、マグネシウム、カリウムなどが十分摂れるので、ナトリウムの摂りすぎを補う効果が期待で

きるのです。ですから、**ご飯を食べるときは、必ず味噌汁も加えるようにしてください。**

イタリアンだったらミネストローネ、フレンチだったらオニオングラタンスープなど、どんなレストランでも必ずメニューにスープがあるので、毎食「汁物」を摂る工夫をしてみてください。だいぶ冷えが解消されるはずです。

きれいにやせる習慣術

汁物は毎日摂って冷えを追い出す

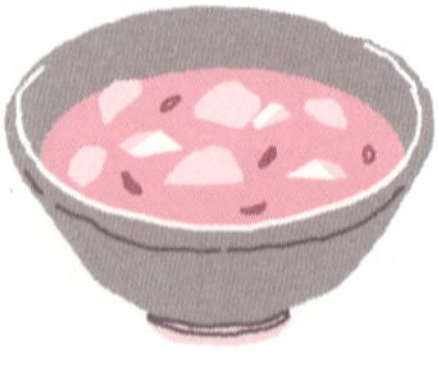

ジャガイモ、サツマイモは立派なダイエット食

冬は、スーパーや八百屋さんにダイコンやジャガイモなどおいしい根菜類がたくさん並びます。ところが、「炭水化物抜きダイエット」の影響で、ジャガイモやサツマイモなどイモ類を敬遠する人が増えています。

でも、冷えの方にその発想は危険です。**根菜類は体を温めるので、冷えの方には必須の食品。**寒い冬なら冷えやすいのでなおさらです。

とはいえ、食べ方には気をつけてください。ポテトサラダやマッシュポテトのように、マヨネーズを加えたり加工されたものだと、太りやすい食品になってしまいます。

根菜はなるべく手を加えず食べるのが冷えには効果的。ジャガイモがごろごろ入ったシチューや、味噌汁なんて、おいしいうえに栄養が豊富。冬にはぜひおすすめです。石焼きイモも積極的に食べたいものの一つです。サツマイモには、繊維はもちろんカロチン、そしてビ

タミンCが豊富に含まれますし、サツマイモのビタミンCは加熱しても壊れないといううれしいオマケつき。
冬に根菜がおいしいのには意味があるのです。旬のものを味わいましょう！

きれいにやせる
習慣術

根菜類は欠かさず食べる

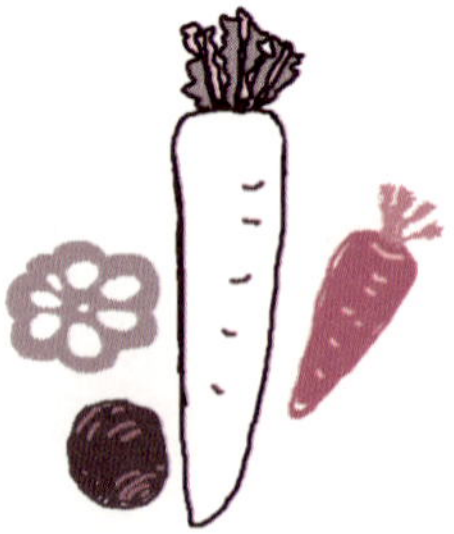

生食（Row Food）で老廃物をためない体に

ダイエットには、食べたエネルギーを代謝させることが大事だと繰り返し書きました。この代謝を促進させるのが、代謝酵素です。

ところが、代謝酵素は年をとるごとに作り出す力が衰えます。そこで、ぜひ積極的に摂りたいのが食物酵素です。食物酵素は、基本的に生の食品に多く含まれています。酵素は四〇度を超える加熱をすると、その効力が失われてしまいます。だから、生の食品がダイエットによいのです。

海外では、あのマドンナや女優のグゥイネス・パルトロウも、生食を中心にする「ローフード・ダイエット」で産後太りを解消しました。

日本には、昔から刺身や寿司など、生のものを食べる文化があるのですから、とり入れない手はありません。

和食のほかにも、イタリアンのカルパッチョ、韓国料理のレバーの刺身なども、代謝を上げるメニューです。

生の果物や生の野菜、生の肉、生の魚をたくさんいただきましょう！

生の食品の食物酵素をとり入れる

リンゴやミカンが代謝美人をつくる

次はフルーツについてです。ダイエットというと、パイナップルやグレープフルーツなど海外産のフルーツが人気です。確かに、こうしたフルーツに含まれる酵素には、脂肪を分解する力があります。でも、体を冷やす成分が多く含まれますし、胃腸への刺激が強すぎるので、「胃弱で冷え」というタイプにはまったく向きません。

冷えの方は原則的に「日本で採れた果物」を食べてください。その代表格は、リンゴやミカンです。

とにかく、「日本産」にこだわること。南国産のパパイアやマンゴー、キウイなどは体を冷やします。ただし、「日本産」のキウイならOKです。

不思議なもので、フルーツは原産地の気候によって栄養素が変わるのです。同じ柑橘《かんきつ》類でも、カリフォルニア産のオレンジは、浴びる紫外線の量などの違いから、日本人にはどうし

ても合いません。体を冷やすことになってしまいます。ところが、日本産の温州《うんしゅう》ミカンなどは体を温める成分が豊富です。「コタツでミカン」という日本の冬の風習は、体を温める意味でも正解だったのです。

きれいにやせる習慣術

果物は国産のものを摂る

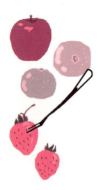

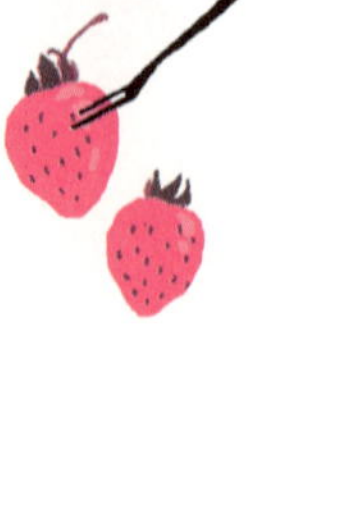

辛味成分のカプサイシンはかえって体を冷やす

体を温める料理というと、みなさんはすぐに「唐辛子」を連想するようです。ところがこれは、大きな間違い。唐辛子は体を温めるどころか、冷やす食品の代表です。唐辛子に含まれるカプサイシンにダイエット効果はありますが、それ以上に体を冷やす作用が強いため、結局は逆効果になってしまうのです。

現に、唐辛子を多く使う料理は、タイやインドなど暑い国に多いという特徴があります。これらの国では、熱い体を冷やすためにあえて唐辛子を食べているのです。その仕組みはこうです。

唐辛子を食べると、ウワッと汗が出ます。一時的に体の代謝は上がりますが、大量の汗をかくと、皮膚が水分で覆われます。この水分が気化するとき、体の熱を奪います。だから体が涼しくなるのです。

きれいにやせる
習慣術

唐辛子の摂りすぎはNG

暑い地方に住んでいる人が「涼しくなるため」に唐辛子を食べるのは正解です。でも、**冷えに悩んでいる女性が食べるのは、かえって体を冷やすことになるので間違い**なのです。

ただし、キムチ料理は体を温めます。ニンニクやショウガなどの代謝をあげる薬味がたっぷり入っているため、体を冷やすカプサイシンの負の作用を打ち消すからです。ですから唐辛子の辛い料理を食べる時は、ニンニクやショウガをプラスしていただきましょう。

寒天を食べすぎると下半身デブに

少し前ですが、「寒天ダイエット」も大流行しました。健康系のテレビ番組では、「寒天は腸のぜん動運動を促進して、腸内温度を上げるので代謝が上がる」などとわけのわからないことを言っていましたが、それにはちょっと異論があります。

寒天は、読んで字のごとく、体が寒くなる食品の代表。**主成分のテングサに含まれる食物繊維が、必要な栄養素まで絡め取り、放出してしまいます。だから内臓を冷やしてしまうのです。**昔、私も高校時代に寒天ダイエットをやったことがありますが、体が芯まで冷えて、アゴ周りに紫色のニキビはできるし、手足はしもやけになるし最悪でした。

確かに、ご飯を抜いて寒天ばかり食べていれば、一時的に体重は減りますが、バランスよくメリハリのある体にはどうしてもなれません。

体が冷えると、体の末端にまで血液が行かなくなります。そうなると、下半身にばかり脂

肪がたまったり、むくみが抜けなくなってしまうのです。顔と足だけパンパンで、あとはガリガリなんてバランスが悪いですよね？　冷えの気になる方、美しくやせたかったら、寒天ダイエットだけはやめましょう。食後のデザートで食べたいときは、コラーゲンたっぷりのゼラチンのゼリーを選びましょう。

内臓を冷やす寒天は避ける

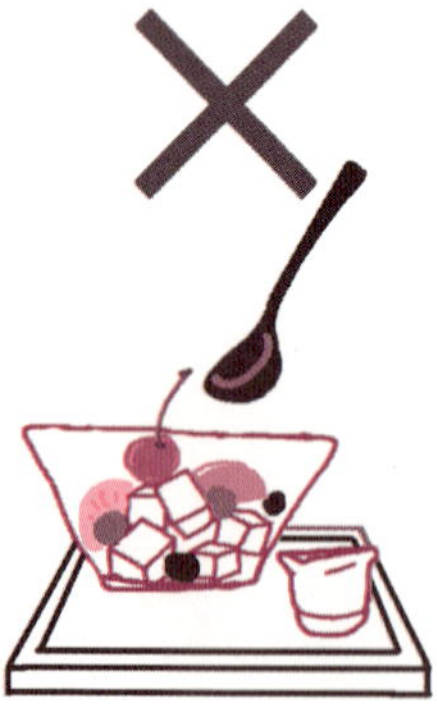

血行が悪い人におすすめの飲み物とは

体が冷えて血行が悪いという方におすすめの飲み物が、ジンジャーティー（ショウガ入りの紅茶）です。ショウガは、体を温める食品の代表格。紅茶と味も合うので、日常的に飲むようにすれば、冷えがだいぶ緩和されます。

作り方は、とっても簡単です。ショウガの皮をティーポットに加えるだけでOK。それも面倒でしたら、ショウガをすって入れるか、チューブ入りのおろしショウガをカップの紅茶に加えるだけでもかまいません。

ココアにも体を温める効果があります。ココア豆に含まれるタンパク質や油が、作用するのです。ポリフェノールは体内の抗酸化にいいので、代謝アップも期待できます。

ただし、一般的な市販のココアには大量の砂糖が入っています。これは、さすがにダイエットによくないので、無糖タイプのものに蜂蜜を加えて代用するといいでしょう。もちろん

蜂蜜にもカロリーはありますが、純度一〇〇％の天然食品なので、おすすめです。

ちなみに甘味料といえば、アステルパームに代表される「ダイエット甘味料」は根強い人気ですが、私は賛成できません。アステルパームに入っているL-フェニルアラニン化合物という成分は、かなり加工された化学合成添加物です。習慣性もあり、「切れるとほしくなる」という依存症になる恐れもあります。

合成の甘味料は代謝を悪化させ、むくみの原因になりやすく、腎臓疾患を引き起こす恐れもあります。摂りすぎには気をつけましょう。

きれいにやせる
習慣術

ホットのジンジャーティーやココアを飲む

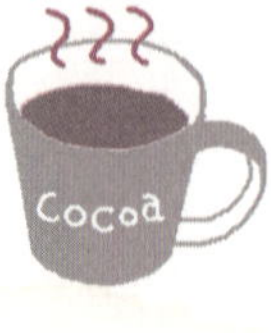

新陳代謝をよくする水の飲み方

よく、スーパーモデルやハリウッド女優が、ダイエットのために一日三リットルくらいミネラルウォーターを飲んでいるという話を聞きますが、水をがぶ飲みしてもやせません。逆に、水の飲みすぎは消化不良を招き、むくみの原因になることもあります。特に危険なのが冷たい水。冷水の飲みすぎは確実に体を冷やします。

また、ミネラルウォーターはどれを選ぶかがポイントです。日本人にはエビアンやコントレックス、ボルヴィックなどの外国産はどうしても「水が合わない」。**外国産の水は、ミネラル分が多すぎて日本人の内臓には負担が大きい**のです。毎日飲むなら、日本産にこだわってください。

特に、冷えが気になる方は水を飲むなら常温で。もっといえば、お湯にして温めて飲んだほうが体を冷やしません。

きれいにやせる習慣術

国産の水を常温で飲む

とにかく、冷えの女性は、体を温めることを最重要課題としてください。ダイエットするのはそれからです。

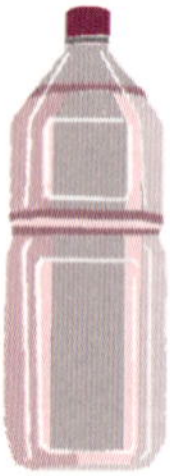

アミノ酸飲料は不快なむくみの原因に

「体の代謝を上げる」という宣伝文句で、アミノ酸飲料も流行《はや》りました。しかし残念ながら、アミノ酸飲料をいくら飲んでもやせません。むしろ体に及ぼす悪影響のほうが問題です。その理由を説明しましょう。

そもそもアミノ酸とは、タンパク質のことです。タンパク質は、たとえば肉などで摂取する場合、食べるときに大量のエネルギーを消費するので、脂肪を燃やす効果があると、私も繰り返しおすすめしています。

さらに、人間の体内にある「TCAサイクル」と呼ばれるエネルギーの代謝回路は、アミノ酸がないと正常に回りません。ですから、アミノ酸不足はエネルギーを消費しにくい状態なのです。

けれども、**アミノ酸飲料に含まれるアミノ酸は、質の悪いタンパク質。**実は、質の悪いタ

ンパク質ほど体に悪いものはありません。摂りすぎは腎臓と肝臓の負担になり、むくみや疲れ、老け顔の原因になります。

さらに問題なのが、アミノ酸飲料に含まれる糖分。パッケージには「カロリーオフ」などと書いてありますが、体に悪い糖分がたくさん入っています。その一つが、「ブドウ糖果糖液糖」。これは、もっとも脂肪になりやすい糖分だと言われています。

このように、アミノ酸飲料はやせないどころかむしろ毒。甘い飲み物が飲みたかったら、フレッシュな果物ジュースを飲みましょう！

甘い飲み物なら果物ジュースを

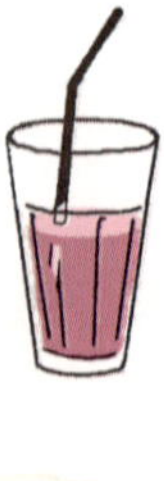

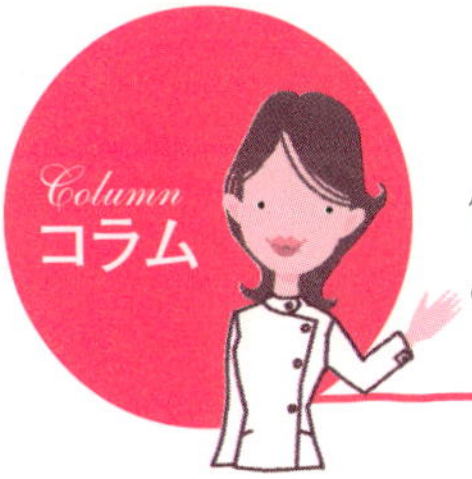

何時間サウナに入っても やせません

みなさん、やせるためには汗をかくことがいいと信じ込んでいませんか？　確かに、汗や便・尿など排泄物や老廃物を出すのは体にいいことです。とはいえ、何でも出せばいいというものではありません。

たとえば最近流行の「ホットヨガ」。大量の汗をかくので、水分が減るぶん、一時的にやせた気になりますが、やりすぎると脱水状態になります。脱水状態になると、血液がドロドロになり代謝が悪化。代謝が悪くなると当然、脂肪を蓄えやすくなるのです。

また、冷えを解消するためにサウナに入る人もいますが、これも間違い。体の表面は熱くなりますが、内側からは温まらず、むしろ芯の冷えがこもるだけです。

さらにサウナの乾燥は、肌の水分まで奪います。しかも汗の塩分で、「塩パック」をやっているような状態に。肌のミネラルバランスを崩し荒れやすくなるのです。

きれいになろうと必死で我慢して長くサウナに入っても、美容のためにはむしろ逆効果なのです。

Chapter 3

やせ体質に学ぶ
メニュー選び

太りやすい人が食べているもの

しっかり食べているのにやせている人、全然食べていないのに太る人は、何が違うのでしょうか？　私のクリニックにみえるみなさんのサンプルで、見てみましょう。

この違いから、ダイエット成功の秘訣が見えてくるはずです。

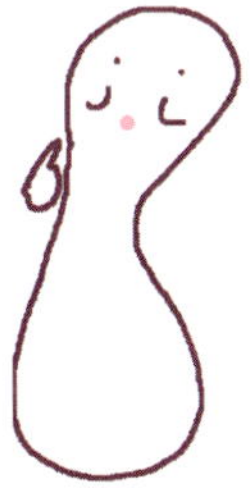

〔食べていないのに太りやすい人の食事例〕

朝

（典型例1）カスピ海ヨーグルトまたは寒天＋青汁

（典型例2）カロリーメイト（二本）＋カフェオレ

（典型例3）シリアル＋スキムミルク

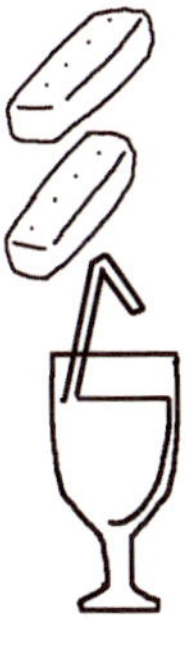

これらの食品はすべて「ダイエット食品」の定番といわれています。でも、私がおすすめできるものは一つもありません。まず、シリアルやカロリーメイトは加工食品です。しかも**小麦製品なので脂肪になりやすい**。スキムミルクやカスピ海ヨーグルトなどの乳製品は、日本人が消化しにくいのでNG。青汁も、まずいのに無理して飲むと「ストレス太り」を招きやすいからです。

昼

（典型例1）チキン（蒸し鶏）サンドイッチ
（典型例2）菓子パン
（典型例3）タラコスパゲッティ

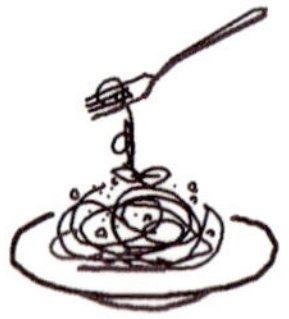

やせたい方は、「少しでもカロリーの低いものを」と定食を避ける傾向にあります。けれども、サンドイッチや菓子パン、パスタなどの単品は、どうしても栄養不足になりやすく、ダイエットには逆効果。小麦製品なので消化も悪く、ダブルでアウトです。

間

（典型例1）クッキー＋カフェオレ
（典型例2）ケーキ＋ミルクティー
（典型例3）ポテトスナック＋缶コーヒー

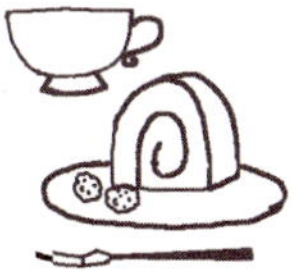

私のクリニックにも、カフェオレを一日三、四杯飲んでいるなどという方が来ますが、明らかに乳製品の摂りすぎです。また、仕事中ついつい飲んでしまうコーヒーも、体に毒がたまりやすいのでおすすめできません。ポテトチップスなどのスナック菓子は、古い合成油を大量に摂ってしまうので、これだけは避けたいところです。

夕

（典型例1）コンビニやデパ地下の弁当＋菓子パン
（典型例2）サラダ＋パン
（典型例3）スパゲッティ単品

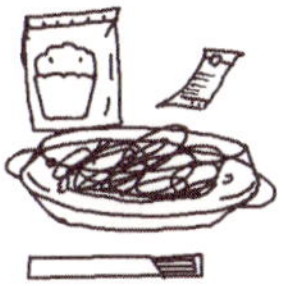

単品だけの食事はデブのもと

残業する人が増えているので、夜遅くまで食べられずお腹《なか》がすくのでしょう。弁当＋菓子パンというような、とりあえず空腹を満たすコンビがよく見受けられます。あと多いのが、サラダ＋パンやアップルパイ＋ミルクティーといった、明らかに栄養不足の組み合わせ。夜は、外食を恐れず、もっと身になるものを食べてほしいものです。

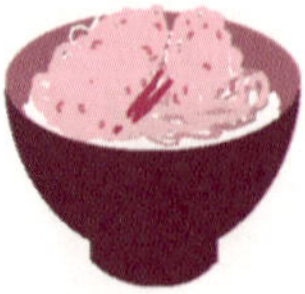

ほっそりした人が食べているもの

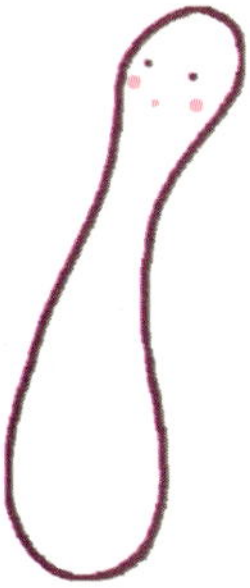

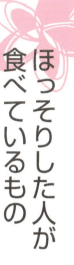

次に、エッ？　と驚くほど食べているのに、なぜかスリムな人の典型的な食事例を見てみましょう。

〔食べているのにやせている人の食事例〕

朝

（典型例1）コップ一杯のミネラルウォーター＋フルーツ（＋ワカメスープ）
（典型例2）ご飯＋味噌汁＋納豆
（典型例3）一〇〇％フルーツジュース

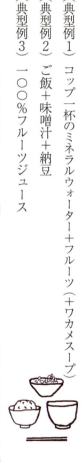

朝一番は体が脱水状態なので、まずコップ一杯のミネラルウォーターを飲みたいところ。

また、水の他に味噌汁やスープ、果物など「水分」を多く摂るのもやせている人の特徴です。午前中は排泄のタイミングなので、多くの水分を摂ると便秘防止になります。ちなみに、「朝はいっぱい食べるべき」という〝朝食信仰〟は捨てたほうがいいでしょう。食欲がないなら、水だけでもOKです。むしろ朝に食べすぎると、はずみがついて、結局一日食べてしまうという方も多いので、食べすぎには気をつけましょう。

昼

（典型例1）中華定食（チンジャオロースー＋ご飯＋スープ＋ザーサイ）
（典型例2）ショウガ焼き定食（豚のショウガ焼き＋ご飯＋スープ＋漬物）
（典型例3）ステーキランチ（ステーキ＋ご飯＋スープ＋サラダ）

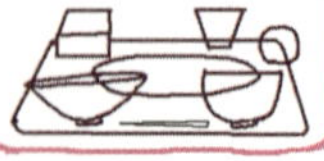

朝を軽くすませたら、お昼はしっかり食べてOKです。**やせている人ほど、昼はタップリ食べています**。特に赤身の肉をショウガやニンニクなど体を温める薬味と食べると脂肪燃焼効果も上がります（昼にニンニクはまずいかな?）。また、定食を頼むと必ず汁物が付くので、体が温まり水分補給にもなります。

間

（典型例1）ナッツ＋ストレートティー
（典型例2）野菜ジュース
（典型例3）ドライフルーツ＋緑茶

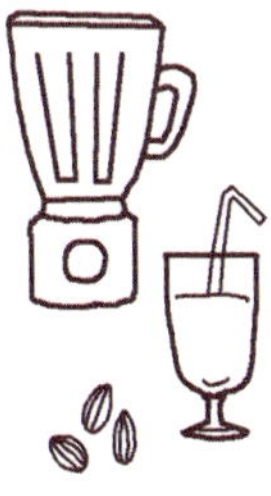

やせている人は、自然と「加工食品」を遠ざけ、自然派の食品を賢く選んでいます。ちなみに、お腹がすいたら間食を我慢する必要はありません。あまり我慢していると次の食事でドカ食いしてしまいます。

夕

（典型例1）寿司＋味噌汁
（典型例2）和定食（焼き魚＋おひたし＋ご飯＋味噌汁）
（典型例3）赤ワイン＋魚のカルパッチョ＋スープ

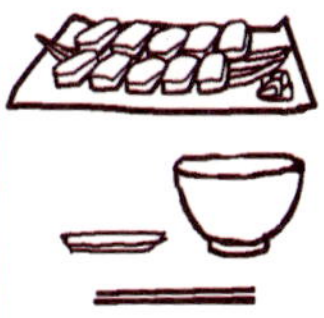

スリムな人は、昼間に肉を食べたら夜は魚にするなど、自然と栄養のバランスを取ってい

ます。だから、栄養満点の状態で、自然と脂肪が燃焼しやすくなるのです。お酒だって、飲みすぎない程度になら飲んだってもちろんＯＫ。ただし、お酒は体を冷やすので、最後は温かい汁物で締めたいところです。

きれいにやせる
習慣術

定食の栄養バランスを思い出す

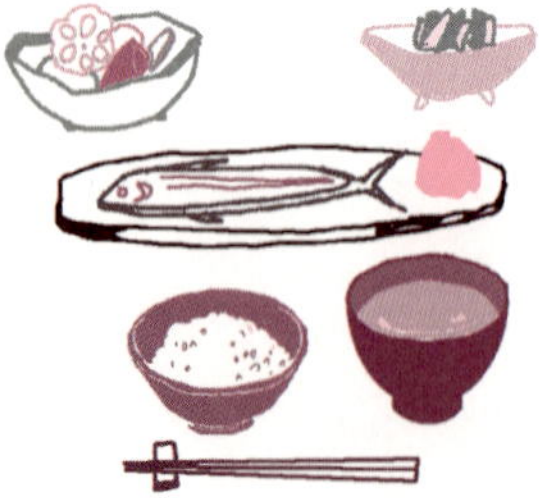

メインディッシュのない食生活は太る

何度も言いますが、摂取カロリーを抑えるよりも、消費エネルギーを増やす食生活をしないとやせられません。そのためには、赤身の肉や良質の油など、脂肪を燃やす食べ物を食べること。体を冷やさないことが鉄則です。

そのためには、血となり肉となるタンパク質をしっかり摂ることが大切。いわゆる**「メインディッシュ」と呼ばれる肉や魚、卵の料理を一日に二回は必ず食べる**ようにしましょう。

ところが、最近の女性の食事記録を見ると、サンドイッチやパスタ、カレーなど単品のお手軽メニューですませていることが多く、「焼き魚」「ステーキ」といったメインディッシュはなかなかお目にかかれません。

これでは、もっとも体に必要な栄養素であるタンパク質（アミノ酸）が決定的に足りなくなるため、内臓の働きがにぶり、筋肉も衰えてしまうので、燃やしにくくためやすいという

肉、魚、卵を一日三回食べる

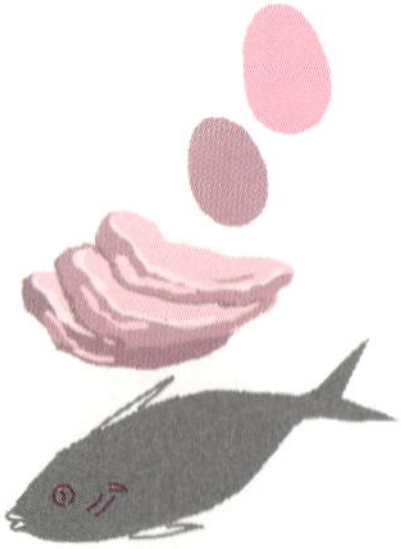

典型的な「低代謝体質」になってしまいます。
そうならないためには、ランチは定食物を、ディナーはおかずに納豆をプラスするなど日ごろからタンパク質を摂る習慣を身につけてください。
すぐにやせようとメインディッシュを控えるのではなく、まずはやせやすい体の土台を作るために主菜を食べることから始めましょう。

外食続きでもスレンダーでいる極意

デートやつき合いといえば外食です。いくらダイエット中だからといっても、食事を断るなんてNG。賢くメニューを選べば太りません。

まず、フレンチやイタリアンに行くのなら、アラカルトではなくてコースを選んだほうがベター。コース料理だと必ず汁物がついてくるからです。コーンポタージュなど、カロリーが高そうなものも、飲まないよりは飲んだほうがいい。体を温め、水分を補うスープ類は、代謝を上げるのに欠かせません。

ファミレスに行くのなら、主食はパンではなくてライスを選びましょう。このときも、味噌汁などスープ類を必ずいただきましょう。

また、**「油っこい」という理由でダイエット中の人が避ける中華ですが、私はむしろおすすめしています。**中華料理には体を温めるニンニク、ショウガ、ネギなどがたくさん入ってい

るからです。チンジャオロースーやホイコーローを頼めば、赤身の肉も摂れますし、仕上げにはごま油が使われています。中華には体を温めるスープが必ずメニューにあるので、汁物までオーダーすると体はほんわかと温まります。

最後に、おつき合いで居酒屋にいく場合。つまみはまず、刺身にサラダ、豆腐類が基本。普段なかなか食べられないホッケの塩焼きなどもいいですね。そして最後はやはり、しじみ汁など汁物で体を温める水分を補充しましょう。

体には、いろいろな種類の食品から、たくさんの栄養素を摂ることがいちばんいいので、外食はむしろ日ごろ足りていない栄養を摂るチャンスだと思ってください。

きれいにやせる習慣術

普段足りない栄養を外で補う

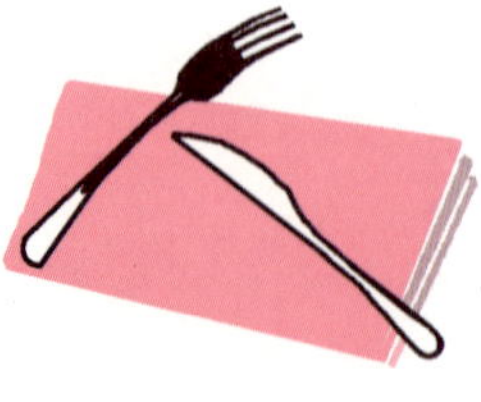

パンよりご飯、パスタより蕎麦

少し前に、ローカーボやアトキンス式など炭水化物抜きダイエットが流行りましたが、私のクリニックにはこのダイエットに失敗してリバウンドした方がたくさんみえます。なぜでしょうか？　炭水化物抜きダイエットとは、日ごろ大量にパンやパスタを食べている欧米人の男性向けに開発されたもの。日本人の女性には不向きなのです。

第一、日本人はそれほど炭水化物を摂っていません。厚生労働省がすすめる一日のご飯の摂取量は茶碗に四杯程度ですが、そんなに食べている女性はまずいません。**炭水化物は量の問題ではなく、何を食べるかにこだわったほうが、確実にやせられる**のです。

おすすめは、ご飯を食べることです。ご飯は日本人の昔からの主食ですので、消化しやすく栄養を吸収しやすい。ダイエットには向く食品なのです。

一方、パンやパスタなどの小麦類はテキメンに太るので要注意です。パンやパスタは脂肪

分を含みます。しかも、質の悪い脂肪分が含まれることが多い。またイースト菌は、代謝を上げるビタミンBを食べてしまうデメリットがあるので、食べすぎると確実に太ります。

とはいえ、どうしてもパンが食べたいときもあるでしょう。そういうときはライ麦パンのような「黒いパン」を選ぶこと。黒い食品には、ビタミンやミネラル、ポリフェノールが含まれていますので、体内の抗酸化力を上げ、ダイエットに役立ちます。抗酸化力の低い人は、刺激に対する抵抗力が弱く、自律神経に支障をきたし、「太るホルモン」を分泌しやすくなるのです。

では、麺類を選ぶときはどうしたらいいか？　黒い食品、蕎麦を選べばベストです。蕎麦にもポリフェノールが含まれますので、抗酸化作用が期待できます。

きれいにやせる
習慣術

炭水化物は粒や色がわかるものを選ぶ

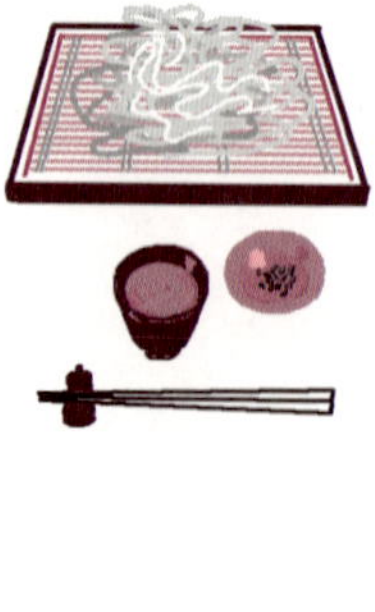

デトックス効果の高いフルーツを欠かさない

よく、フルーツに含まれる果糖は、脂肪になりやすいとダイエットを語るうえで槍玉《やりだま》に挙げられます。確かに果糖は含まれますが、脂肪になりやすいものではありません。しかも、フルーツには果糖を吹き飛ばすようなダイエット効果があります。それは体を浄化してくれる「酵素」という成分です。

たとえば、フルーツに含まれるビタミンC。栄養の補給になるうえに抗酸化力も高める効果があります。体をきれいにしてくれるデトックス効果が高いのです。排泄と浄化が高まるということは、代謝アップにつながり、ダイエットにいいのです。

より効果的に摂るにはいくつかのポイントがあります。

まず、**フルーツは朝に食べること**。人間の二四時間のリズムの中で、朝起きてから昼までは「排泄と浄化の時間帯」と言われています。このタイミングで果物の酵素を摂ると、体の

毒素を排出することに役立ちます。朝ご飯をしっかり食べる方でしたら、食後に食べるのではなく、最初にフルーツを食べましょう。そうでないと、フルーツの酵素パワーが弱まってしまいます。

もう一つの注意点は、一種類だけ食べるということ。ミックスさせると、フルーツに含まれる複数の酵素が喧嘩してしまいます。ミカンだったらミカンだけを、リンゴだったらリンゴだけをいただくほうが、ダイエットには効果的です。

食べ方としては、そのまま食べてもジュースにしてもどちらでもかまいません。とにかく、毎朝のフルーツを習慣にすることが重要なのです。

朝は果物を一種類食べる

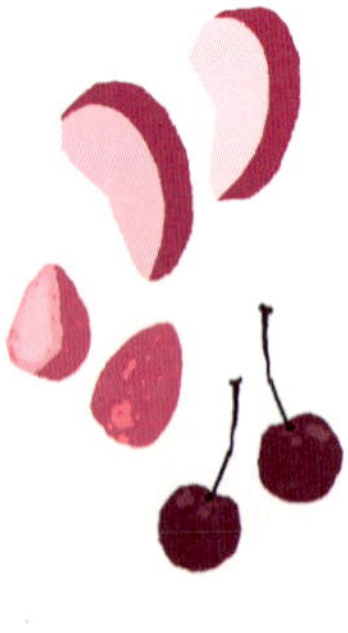

〝便ドッサリ系〟の頼れるサプリメントはこれ

便秘でお悩みの方に特効薬としてご紹介したいのが、「サラシア」です。これは、私が唯一推奨する〝便ドッサリ系〟のサプリメント。木の根っこから作られた植物性のサプリメントで、インターネットや大きめの薬局で手に入ります。

サラシアの効用は、摂取した糖分を吸収する一歩手前のところで止めること。その一歩手前の糖分というのはオリゴ糖です。オリゴ糖は良い腸内細菌のエサになり腸内環境を整えます。ですから老廃物などを便として排出する効果があるのです。

糖の吸収をカットするので、血糖値が気になる人にもおすすめです。

ダイエット効果をうたうサプリメントはいろいろありますが、実際の効果がよくわからないものが多いのが実情です。パッケージの原材料名に「サラシア」の文字があるものを選びましょう。

自然な植物性ですので、体に悪い影響がありません。サプリメントも「化合物」は避けたいところです。

「サラシア」と書かれたサプリを選ぶ

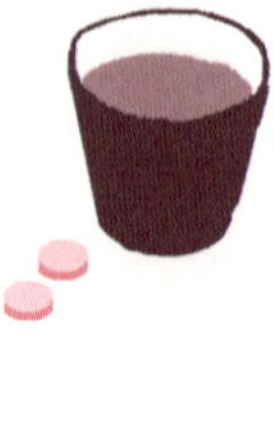

冷奴や枝豆は〝モテ・オーラ食〟

大豆に含まれるイソフラボンは、ホルモンバランスを整えるうえに抗酸化食品で、メリハリボディの強い味方だと書きました。食べているだけで、自然なセクシーフェロモンが手に入るなんて、理想的な食品ですよね。ですから、私は豆製品を〝モテ・オーラ食〟と呼んでいます。

〝モテ・オーラ食〟のバラエティは豊富です。夏場でしたら、冷奴に枝豆。冬場でしたら湯豆腐に豆乳鍋。もちろん納豆も仲間です。

高野豆腐を、水で戻さずにそのまますりおろしてスープや炒め物に加えると、あっという間に〝モテ・オーラ食〟に変身します。

飲み物としては、豆乳はもちろん、豆乳を紅茶やコーヒーに加えた、「ソイラテ」や「ソイティー」もコクがあって美味。簡単にできるので、おすすめです。

ちょっと変わり種ですが「黒豆ココア」もいいですね。これは、チョコレートに風味が似ているので満足感を得ることができます。さらに、ココアに加えるミルクを豆乳に替えると完璧です。

きれいにやせる習慣術

豆製品は毎日摂る

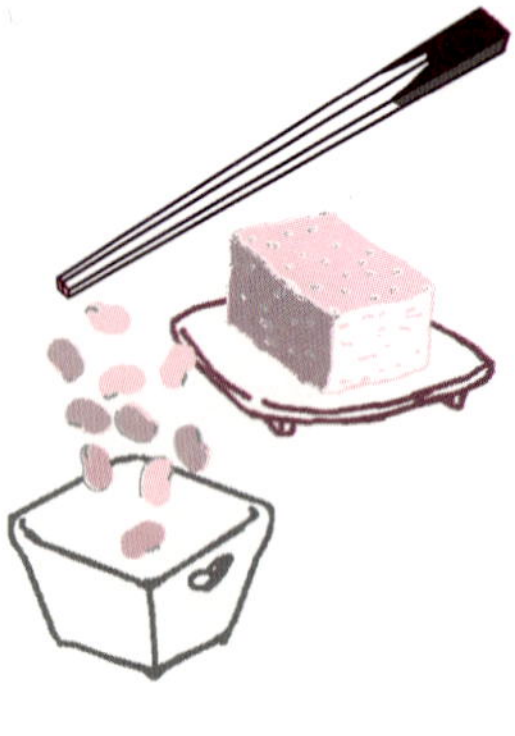

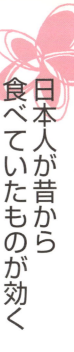

日本人が昔から食べていたものが効く

私が提唱しているダイエット理論の一つは、「昔から食べなれていたものを食べよう」ということです。なぜか？　理由は、昔から食べていたものは、胃腸が記憶しているため、消化しやすいからです。

「カントリーパワー」といって、その人の生まれ育った土地の水や食べ物が、その人にもっとも合うし、消化もしやすいのです。前にも述べたとおり、消化の悪い食べ物は腸壁に消化できなかった不純物がたまるので、太りやすくなるのです。

だから、「やせる」と言われる食品も安易に飛びつくのはおすすめできません。たとえば、少し前に流行したカスピ海ヨーグルト。日本人は昔から、乳製品を食べ慣れていません。ですから、ダイエットや便通のために一生懸命ヨーグルトを食べるのはかえって逆効果。うまく消化できない食べ物は、「腸にたまる→腸壁にバリアができる→腸が栄養を吸収し

にくくなる→栄養不足になり代謝が悪くなる→太る」という最悪のスパイラルを生むことになりますので、要注意です。

きれいにやせる
習慣術

選べるなら和食にする

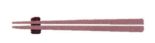

きちんと栄養を摂ると正しい食欲が出る

体が本当に欲している、ビタミン、ミネラル、タンパク質を食べるようになると、自然と新陳代謝が上がります。お菓子やファストフードなどを食べて体にたまった添加物や汚れた水や脂肪などがきちんと排泄されるようになり、体がピュアな状態になってきます。そうなると、「体が欲するものを食べたくなる」という自然な食欲が甦《よみがえ》ってくるのです。

つまり、**きちんと栄養を摂っていると、体に優しい食の好みになり、体に悪いものは不思議と食べたくなくなる**のです。

そうは言っても、私だって、ストレスがたまると無性にジャンクフードが食べたくなることもあります。でも、日ごろから体が欲するものを食べていれば、極端に太ったり、ジャンクフードにはまったりすることもありません。

でも、食の好みはそうそう簡単には変わりません。正しい食生活を送るようになっても、

一〜二週間は「心の食欲」との戦いになるかもしれません。でも、心の食欲と戦っているうちに、体は着実に変わってくるはずです。
体が変われば心も変わります。ですから、みなさんもまずは心の食欲との戦いに少しずつ打ち勝ってください。コーラを何杯も飲むのだったら、一杯を野菜ジュースにしてみる。お菓子を食べたいときは、フルーツやナッツを選んでみる。やせ体質になる第一歩はここからです！

きれいにやせる
習慣術

自然な体の声を聞く力をつける

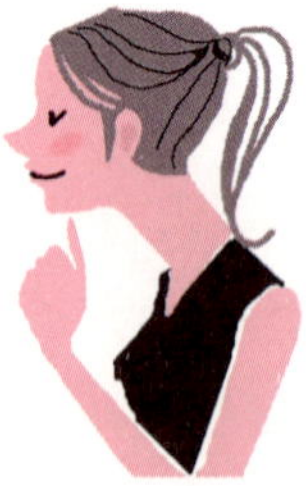

Column コラム

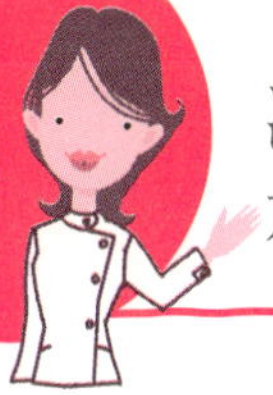

冷え性タイプは水泳や水中ウォーキングは避ける

ダイエットといえば水泳が定番です。水中ウォーキング、アクアビクスなども、人気があります。しかし、これらの水中スポーツも私はおすすめできません。というのも、女性は男性に比べて筋肉が少ないので、長時間体を冷やす環境にいると、体内の熱を逃さないように、皮下脂肪を蓄えやすくなってしまうからです。

水族館のジュゴンやトドを見てください。年中、水の中にいるホ乳類は例外なくたっぷり脂肪を蓄えています。人間もホ乳類ですから理屈はあれと一緒です。

同じ全身運動をするならウォーキングなど、足から温めるスポーツにしましょう。冷えで悩んでいる方ならなおさらです。

Chapter 4

甘い物・水分を賢く摂る

太りやすい人は菓子パンが好き

私のクリニックにみえるダイエットにお悩みの女性がよく食べる食品のナンバーワンは菓子パン。女性はどうしてこうも菓子パンが好きなのかしら？　と首を傾《かし》げたくなるほど、みんな菓子パンが大好きです。

ところが、この菓子パンこそがダイエットにいちばん向かない食品なのです。まず、何といっても含まれる砂糖の量がハンパじゃない。また、パンを膨らませるために使う「イースト菌」がダイエットにとって最悪なのです。

イースト菌は、ビタミンB群を餌《えさ》にするので、体の中に入ると体内のビタミンB群を食べてしまい、体をビタミンB群不足にしてしまうという特徴があります。このビタミンB群こそが、体の代謝を上げる大事な栄養素。イースト菌がまだ生きたまま残っている焼きたてのパンなんて、私から言わせれば「デブのもと」のようなものです。

甘いものが欲しいときは豆大福を

ですから、**やせたかったらまずはパンを食べる量を減らしてください**。ましてや、砂糖たっぷりの菓子パンなんて最悪。菓子パンが食べたかったら、代わりに豆大福を食べましょう。小豆《あずき》や豆には、女性ホルモンにいいイソフラボンが含まれますし、餅《もち》は米が原料なので消化もしやすい。甘いものを摂るのは大福で我慢してでも、菓子パンだけはやめたほうがいいでしょう。ふだんの食事で肉やご飯をしっかり食べると、菓子パンが食べたくなる欲求も少しずつおさまってきます。

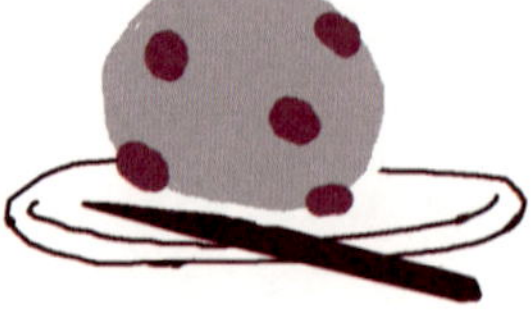

ケーキを食べてしまったあとの処方箋

ダイエット中でも、ついついケーキを食べてしまうこともあります。そんなときは、カロリーを気にしてブラックのコーヒーやストレートの紅茶を選ぶという方が多いでしょう。でも、カロリーがあっても野菜ジュースを飲んで栄養を補うのが正解です。

そもそも、ケーキにはほとんど栄養がありません。ビタミンもミネラルもほとんど入っていません。でも糖と脂肪だけはしっかりあるので、体の中にある栄養素を使って燃やさなくてはなりません。甘いものは、栄養学者の間では「栄養泥棒」とさえ言われているのです。

ですから、**甘いものを食べてしまったら、野菜ジュースを飲んでビタミン、ミネラルなどの栄養を補うことが大事**なのです。野菜ジュースには、甘いものをすっきりと口の中から消去する効果もあります。

できれば野菜ジュースは無塩タイプを選びましょう。通常の野菜ジュースはかなりの塩分

が入っているので、飲みすぎるとむくみの原因になってしまいます。それでも何も飲まないよりはまし。とにかく、「甘いものを食べたら栄養をプラスする」のがポイントです。

甘いものには野菜ジュースをプラス

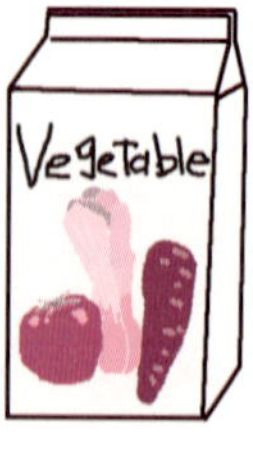

ダイエット中にぴったりのヘルシー甘味とは

朝食には、生のフルーツをおすすめしましたが、小腹が減ったり甘味が欲しいときはドライフルーツもおすすめです。

生のフルーツに比べると、水分も酵素も減りますが、ミネラルが凝縮しているので、小さくてもたっぷり摂れます。しかも、甘味が凝縮されているので、甘いもの好きにはピッタリです。

最近では、定番のプルーンやアンズなどのほかに、ブルーベリーやイチジクなど種類も豊富です。気分によって、選んでみてはいかがでしょうか。

ただし、**同じドライフルーツでも「砂糖漬け」は避けたい**ところ。オレンジピールやパイナップルピールなどは、使っている砂糖の量が多すぎます。食べすぎると確実に太るので気をつけましょう。

無添加のドライフルーツを食べる

もちろん、バナナチップやリンゴチップのようなフライものやシロップコーティングしてあるものもダメですよ。チップ類は質の悪い油を使用している場合が多いので、体に毒素がたまります。絶対避けたいところです。

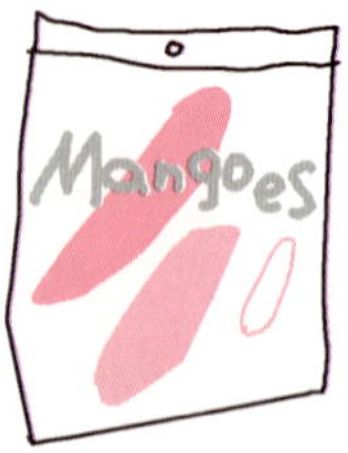

意外に知らないナッツの「油取り効果」

ダイエット中は、油っぽいナッツ類を避ける人が多いものですが、私は逆にすすめています。確かに、栗やアーモンド、ピスタチオなどの木の実は、油分が多く含まれます。でも、この油分は加工していない純粋な植物性の油。**体内の余計な脂肪を取る「油取り効果」が期待できますし、美肌効果もあります。**

ピーナッツを一日五〇粒、一カ月間毎日食べてもニキビはできないし、体脂肪も増えないというデータもありますので、みなさんご安心を。

本当は、この純粋の油分を味わってもらうためにもぎたてを生で食べてほしいくらいですが、さすがにこれだと消化に悪い。だから、落花生を炒《い》ったり、栗を茹《ゆ》でて食べたりすることをおすすめしています。

注意点は、質の悪い油で加工し味付けした「ローストタイプ」のものは避けること。せっ

かくいい油が含まれているのに、質の悪い油を加えたのでは台無しです。加工されたタイプしか見つからないようでしたら、せめてピスタチオなど殻のついたタイプを選ぶと、悪い油の摂りすぎを防ぐことができます。

できれば、アーモンドやクルミはスーパーのケーキ材料のコーナーにある生のものや無添加タイプを選ぶといいでしょう。

きれいにやせる習慣術

味付けしてないナッツ類を摂る

甘いもの中毒の人は肉不足

赤身の肉には、脂肪を燃やして筋肉にするほかにも嬉しい効果があります。赤い肉に含まれる「チロシン」というアミノ酸が、「甘いものが食べたい」という欲求を抑えてくれるのです。

ですから、日ごろから赤い肉を食べていると、自然に「甘いもの」をそれほど食べたくなくなります。一方で、**肉を食べない人は、「チロシン」が足りないので、ついつい甘いものに走りがち**なのです。

実際、私もそんなに甘いものは好きではなかったのに、ダイエットのため「肉断ち」していたころは、どうにもこうにも「甘いもの」が食べたくなり、ドカ食いしては太るという最悪のスパイラルにはまっていました。

もちろん、「チロシン」はタンパク質ですから、肉のほかに魚や卵にも少しは入っています。

けれども、肉を食べたほうが吸収率がよいのか、改善が早いのです。
こういった意味からも、私はみなさんに赤身の肉をおすすめするのです。

きれいにやせる習慣術

チロシンを摂って余計な糖分摂取を減らす

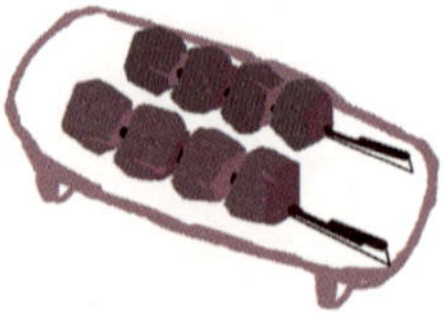

ジャンクフードが止められない理由

たいしてお腹は減っていないのに、スーパーなどに行ってついつい目についたものを買ってしまうことってありませんか？　それは、もう「お腹がすいて食べたい」というよりは「目が食べたい」という感じ……。実は、食欲には「体が欲する食欲」と「心が欲する食欲」があります。スーパーで目についたものを買ってしまうのも、疲れたときに甘いものが欲しくなるのも、おそらく「心の食欲」です。

でもやっかいなことに、脳は「心の食欲」にも反応してしまいます。本当に体が欲しているものとは別の食べ物を欲する場合があるのです。心のままに甘いものやジャンクフードを食べていたら太るのは必至です。

こういうときは、意識的にタンパク質を摂るようにしましょう。**タンパク質が足りないと、イライラする→甘いものが食べたくなる→ますますタンパク質不足**に、というネガティブ・

スパイラルにはまってしまいます。この連鎖は、タンパク質を補って防ぐしかないのです。

とはいえ、現代の女性にストレスは付き物。上司に叱られたとき、彼氏と喧嘩したときなどは、好きなものをドカ食いしたくもなります。そういったときは、思い切って食べてしまいましょう。

ただし、食べすぎたら翌日は調整すること。そうすれば、太る心配もありません。

きれいにやせる習慣術

肉を食べてストレス食いを断つ

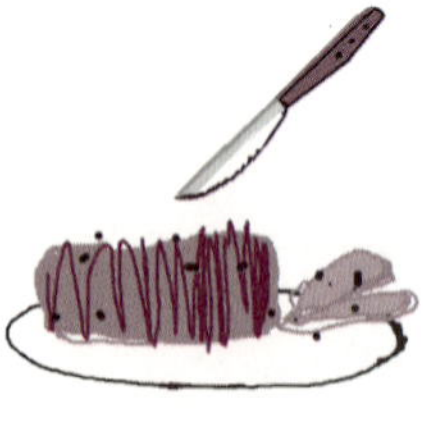

ミルクティーやカフェラテ好きはぽっちゃりさんに

日本には、「牛乳を飲まないと背が伸びない」という〝牛乳神話〟がはびこっています。大人になってからも、女性はミルクティーやカフェラテといった牛乳たっぷりの飲み物が大好きです。でも、こうした牛乳製品の摂りすぎは確実に太ります。

牛乳をコップに入れて飲んだとき、飲み終わった後のグラスが白く濁りませんか？　実は、牛乳を飲むと私たちの腸もあれと同じ状態になるのです。

つまり、牛乳の残留物が腸にどんどんたまっていく。蓄積されると、腸壁の手前部分に一枚バリアをつくって、栄養の吸収が悪くなる。こう言うと、「栄養が吸収されないということは、食べても太らないってことじゃないですか？」なんて言う方もいますが、それは間違い。何度も言うように、ビタミンやミネラル、アミノ酸などの代謝に必要な栄養が足りなくなると、エネルギー代謝が悪くなり、消費カロリーが減って脂肪を蓄えやすい体になるのです。

牛乳はなるべく控える

栄養の吸収を悪くする食品は、すべて太る食品だと思ってください。

私はクリニックにみえるみなさんに、牛乳はなるべく控えるようお話ししているのですが、特に中高年の方は「牛乳のカルシウムは骨粗しょう症にいいから……」と反論されます。しかし骨は、主にタンパク質でできています。タンパク質と、カルシウムとビタミンDの三つがそろって初めて骨ができるのです。カルシウムばかりを摂ってもあまり意味はありません。それよりも、タンパク質を十分に摂ることが大事。そのためにも、まずは肉を食べることのほうが大事なのです。

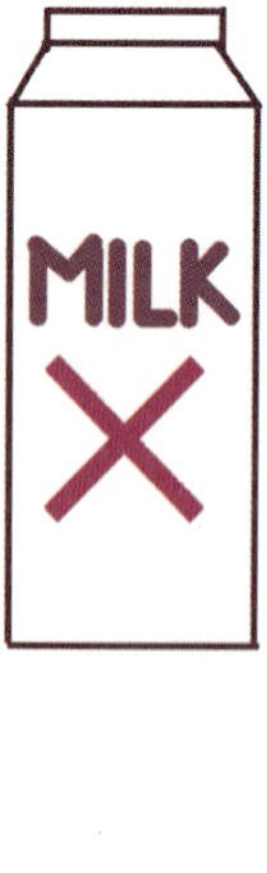

カフェオレより豆乳コーヒーを

私が、牛乳の代わりにすすめているのが豆乳です。豆乳の原料は大豆。大豆には、イソフラボンというポリフェノールの一種が含まれています。このイソフラボンは、構造が女性ホルモンのエストロゲンとよく似ているため、体に吸収されるとエストロゲンと同じような役割をします。

しかも、植物性で日本人の食生活に古くからなじんでいるため、日本女性のホルモンバランスを整えるには最適の抗酸化成分だといえます。

このように、**大豆は女性のメリハリボディや、美肌を作る大事な食品**。きれいになるために、欠かせないものなのです。このため、私は納豆や、味噌汁、豆腐に豆乳などあらゆる大豆製品をおすすめしています。

最近では、コーヒーショップでも、「ソイラテ」と呼ばれる豆乳コーヒーが置いてあります

し、豆乳鍋や豆乳を使ったデザートも人気です。

これでしたら、ローカロリーでクリーミーな味わいも楽しむことができます。

牛乳は豆乳で代用する

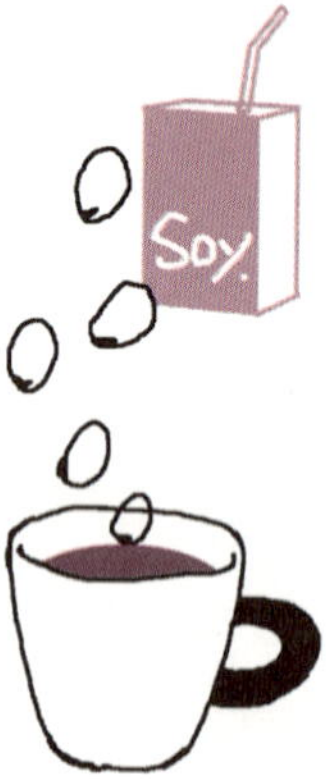

水太りタイプの人の水分の摂り方

よく、「水を飲んでも太る」と嘆く人がいます。でも、水だけで太るはずはありません。ただ、夜や寝る前に水分を摂ると、胃腸で吸収しきれず、むくんでしまう場合があります。

ですから、体のむくみが気になる「水太り」タイプの人は、水分の摂り方に注意してください。以下のコツを守って飲むタイミングに気をつけましょう。

まず、できるだけ午前中（朝起きた直後からお昼までの時間帯）に多めに摂ること。**朝から昼までの午前中は、体が排泄モードの時間帯なので、水は飲んだら飲んだだけ「呼び水」になり排泄されます。だから、むくみが取れる**のです。

さらに、フルーツを食べると、フルーツに含まれるカリウムが作用して、利尿効果がさらに高まります。特に、むくみが気になるようでしたら、イチゴがおすすめ。イチゴにはカリウムがたくさん含まれていますので、むくみ防止に役立ちます。夏でしたらスイカやメロン

水は午前中にたっぷり飲む

も同様の効果があるので、朝食べるといいでしょう。

また、水は夕方から夜にかけては控えめにしましょう。水分を蓄えやすい時間帯なのでむくみの原因になります。特に、一度に大量の水を飲むのは内臓に負担をかけ、体を冷やすのでいただけません。少ない量をこまめに飲むのが鉄則です。

また、水太りタイプの方はトイレを我慢するのだけはやめること。すっきり排泄してむくみを蓄えないようにすることが大事です。

さらに、冷えを防ぐために、氷入りの冷たい飲み物は避けてください。味は落ちても常温もしくはホットでいただくほうが、体が冷えません。

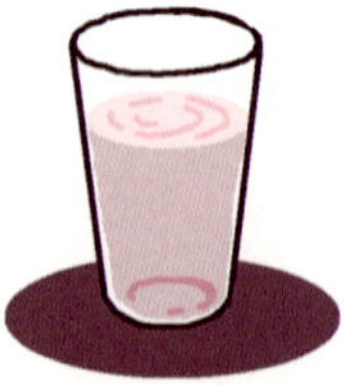

水分は一日どれくらいが適量か

水は飲みすぎると、むくみや冷えの原因になると書きました。特に、寝る前に水分を摂ると、翌朝顔も体もパンパンになっていることがよくあります。

かといって、**水分が足りないと代謝が悪化し、血液はドロドロになり、いわゆる毒がたまりやすい体になってしまいます**。だったら、どのくらいの水分が適量か？

私は、クリニックにみえる患者さんに、食べ物に含まれる水分量も入れて一日一・五リットルが目安だと言っています。

ただし、水分摂取量は人によって個人差が激しく、「缶ジュース一本飲むのも苦しい」という人もいれば、常に水分を摂っている人もいます。

喉がまったく渇かない人の中には、腎臓や泌尿器系統が悪い人もいますが、そうでなかったら、気にする必要はありません。水を飲むのが辛《つら》かったら、ご飯を食べる（ご飯は水で炊

くので水分豊富です）、味噌汁やジュースを飲む、果物を多めに食べるなど、食品から水分を摂る一工夫をしましょう。

「水分」というのは何も、水だけではなく、「隠れた水」もたくさんあるのです。

食べ物の水分も入れて一・五リットル摂る

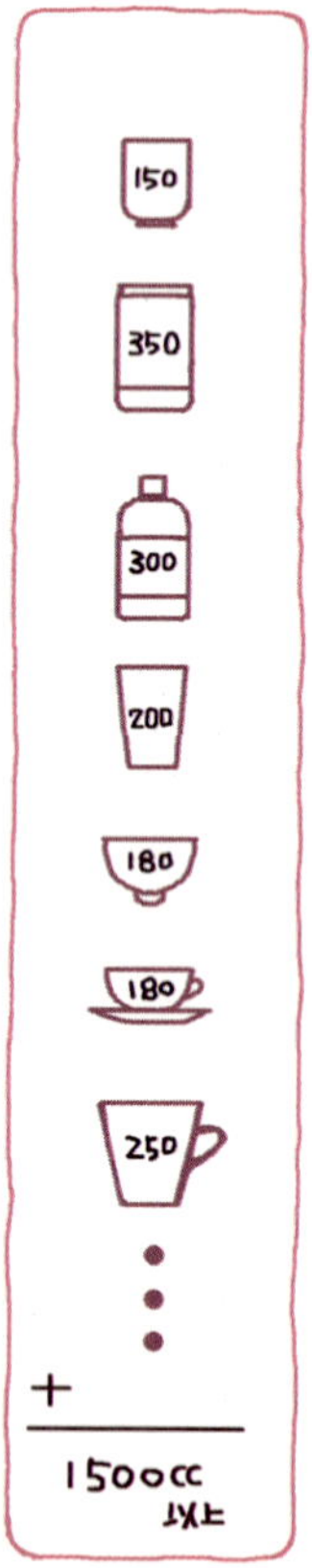

アルコール好きな人の注意点

みなさん、いざダイエットするとなると、甘いものやアルコールなど「太りそうなもの」は根こそぎ禁止する傾向にありますが、何も無理をすることはありません。

第一、あまりにストイックなことをしても続きませんし、ストレスがたまることほどダイエットに悪いことはありません。「アルコールが大好き」だったり、「甘いものがないと生きていけない」という人は無理にやめることはないのです。

特にアルコールについては、それほど心配する必要はありません。カロリーブックなどには、ワイン一杯一二〇キロカロリーなどと気になる数字が出ていますが、実はほとんどのアルコールは尿として排出されてしまいます。

ただし、「体の冷え」には要注意。氷の入ったカクテルやサワーは体を冷やすので、冷えの人は避けたほうが無難。常温の赤ワインや熱燗、ホットラムなどがおすすめです。

お酒を飲むなら水も飲む

さらに、避けてほしいのが「合成酒」。**合成化合物は体に毒素がたまるので、太りやすくなります**。人間の自律神経の働きには限りがあります。化合物を摂ると、解毒にばかりエネルギーを割《さ》くことになり、代謝機能が鈍化するのです。

ちなみにアルコールは飲みすぎると、体の水分バランスを崩し、脱水症状に近い状態になるので、水分を一緒に摂る工夫が必要。たとえば、水気のある鍋物やスープを摂る、最後の締めに味噌汁やお吸い物を飲むなど、「水分摂取」を心がけてください。

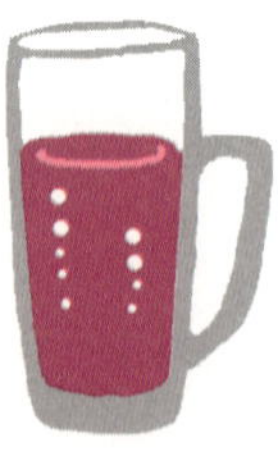

Column
コラム

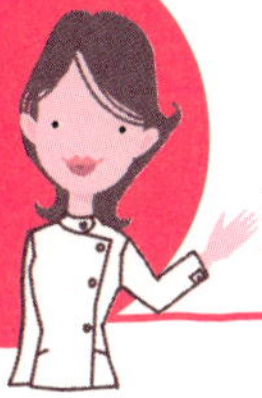

インナーマッスルを効率よく鍛える方法

年をとると、どうしてもお腹や腰まわり、二の腕などがたるんできます。これは、内側にあるインナーマッスルが落ちるから。たるみを直したかったら、インナーマッスルを鍛える運動をするしかありません。

とはいえ、ジムに通ったり、定期的にスポーツをやるのはどうしても続きません（私も大嫌いです）。そこで、おすすめなのがラジオ体操。これでしたら、所要時間はたったの３分。あっという間に終わるので、負担になりません。

また、両手に500グラムくらいのウェイト（錘《おもり》）を付けてみると、さらに効果的。負荷をかけることで、内側の筋肉を鍛え、消費カロリーをアップすることができるのです。

ウォーキングをするときに、足や手にウェイトを付けてみるのもいいですね。

ウェイトは、大手スーパーやドラッグストアなどでも売っているので、取り入れてみてください。

Chapter 5

食べすぎたら速攻でもどす

食べたものが脂肪になるのは二週間後

みなさん、食べすぎたら翌日には脂肪になると思っていませんか？　確かに食べすぎた翌日に体重が増えていることは多いですが、あれはほとんどが水分。つまりむくみなのです。

では、いつ脂肪になるのか？　それは、食べてから二週間後です。**食べすぎたとしてもその後の二、三日間で調整すれば、脂肪をため込まずにすむ**わけです。

その調整法をお話しする前に、食べたものが脂肪になるメカニズムについて説明しましょう。食べたもののカロリーは、食事誘導性熱産生というその場で燃えてしまうカロリー以外は、腸に入ってエネルギーになります。食べすぎた余剰分は、糖分の形で肝臓に蓄えられます。この量は一食分くらいでしたらなんとかストックできるのですが、それ以上に食べすぎると肝臓というトランクルームがいっぱいになり、もっと大きな倉庫に行き場を求めることになる。そこが体の脂肪細胞なのです。

ですから、一食分くらいの食べすぎなら、肝臓にあるうちに燃やしてしまえば大丈夫。要は、食べすぎたら二、三日が勝負。歩くなり、筋トレするなりしてカロリーを使うか、その後食べる量を減らす工夫をしましょう。

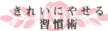

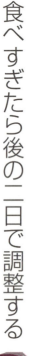

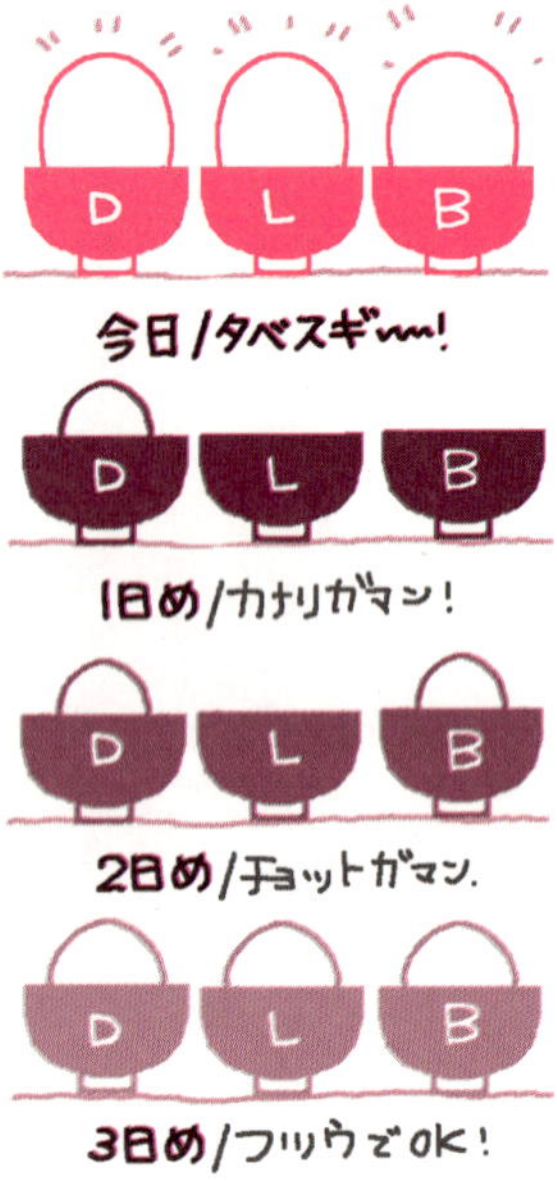
D L B
今日/タベスギ…!
D L B
1日め/カナリガマン!
D L B
2日め/チョットガマン.
D L B
3日め/フツウでOK!

食べすぎたら後の二日で調整する

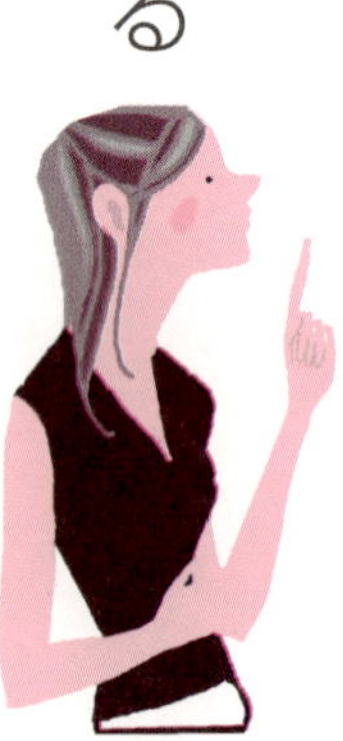

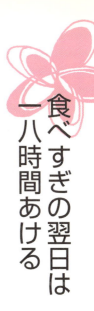

食べすぎの翌日は一八時間あける

「食べすぎたな」と思ったら、その後の食事量を調整しましょう。**連続して食べすぎなければ、すぐに脂肪になることはありません。**

目安としては、一八時間食事を抜いてみましょう。たとえば、夜一二時に寝て、翌日の朝食を抜いて、昼に食べる。これなら、さほど苦になりません。もうちょっと我慢できるようでしたら、昼ご飯まで抜くとさらにグッドです。一八時間くらいでしたら、何も食べなくても我慢できるはずです。

なぜなら、人間の食欲には波があるからです。みなさん、お腹がグウグウ鳴ってきたらいよいよ空腹モードだと思っていませんか？　でも、グウグウ鳴る状態はまだまだ余裕があるときです。「ようやく、胃が空《から》になってきたぞ」というサインくらいに思ってください。

それを越えると、「お腹がすかなくなってきた」という小康状態になります。さらにしばら

くたつと、本当の空腹が訪れるのです。そのときがきたら、思う存分食事をしてください（でも、食べすぎは禁物ですよ）。

暴飲暴食した後は、このくらいの空腹に耐えることが重要。そうしないと、肥満を招くばかりか、胃腸への負担にもなってしまいます。

お腹がすくまで水以外は口にしない

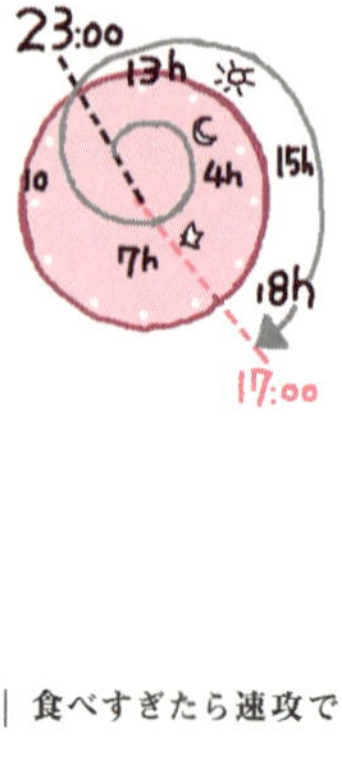

週末プチ断食のすすめ

手っ取り早く体重を落としたいとき、食べすぎで体が重いときなどにおすすめなのが、断食です。**体は四八時間（丸二日）何も食べないと、自然と排泄モードに切り替わり、消化器官や肝臓にたまった毒素を体外に排出することができます**。また、体を解毒するデトックス効果が高いので、体質改善ができます。

日ごろ、酷使している内臓を休める意味でも、半年か一年に一回挑戦するとベスト。本格的にダイエットを始める前の準備として、またやせた後のキープとしてやってみるのもいいでしょう。

断食をすると、ドッサリと言っていいほど便が出ます。あまりきれいな話ではありませんが、何も胃腸に入れないと、ありとあらゆる穴から毒が出てきます。お尻からは宿便が、毛穴からは汗が驚くほど出る。これがまた、ビックリするような臭《にお》いなのです。でも、恥ずか

プチ断食でたまった毒素を排出

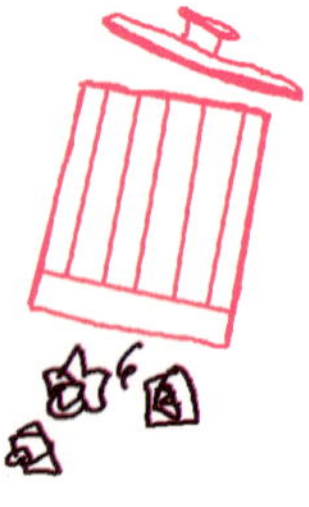

しがることはありません。それは、お腹の中にそれだけ臭う毒素を抱えていたということ。出してしまったら、後はスッキリです。

しかし、断食には、それなりの体力が必要です。自己流は少々危険が伴います。医師や専門家の下で健康状態をチェックしたうえで、正しい指導を受けて行わなければなりません。

旅行気分で断食道場に行くのもいいでしょう。とはいえ、専門家にかかる時間もないし、四八時間飲み物だけは無理という人も多いと思います。そこで、私がおすすめするのが「週末プチ断食」です。比較的簡単なものですが、断食的効果は十分期待できます。詳しい方法はこの後に書きますので、参考にしてみてください。

週末プチ断食の方法A

まずは、朝昼の食事を抜いてジュースだけにする方法です。一日の基本献立は、

A

朝：フルーツジュース
昼：野菜ジュース
夕：和定食一人前

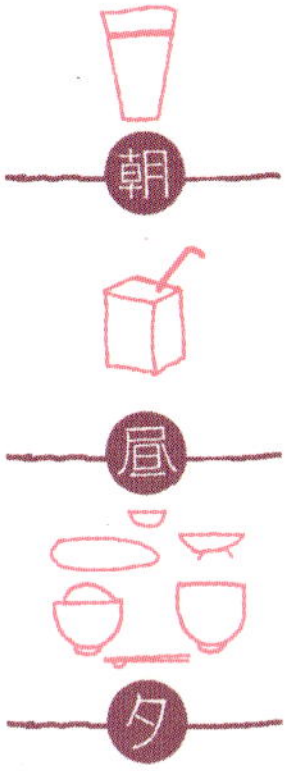

というパターンです。

朝のジュースは、できるだけ絞りたてか一〇〇%のストレート果汁を選んでください。**市販の「濃縮還元果汁」はダメです**。お昼の野菜ジュースも同様です。どうしても無理でしたら市販の無塩の野菜ジュースを飲んでください。

きれいにやせる習慣術

朝食を飲み物だけにする

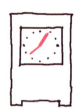

ジュースのほかにもなるべく多くの水分を摂ること。一度にたくさんを飲むのではなく、少しずつ回数を多くして飲むのがポイントです。

夜の和定食は、焼き魚にご飯、味噌汁に漬物など。旅館の朝食のイメージです。

週末プチ断食の方法B

方法Aの逆パターンです。朝お腹が減るタイプの人は、こちらの方法が向きます。典型的なパターンは以下のとおりです。

B

朝：和定食（ご飯＋味噌汁＋魚＋漬物）
昼：和洋中いずれかの定食一人前
夕：野菜ジュース

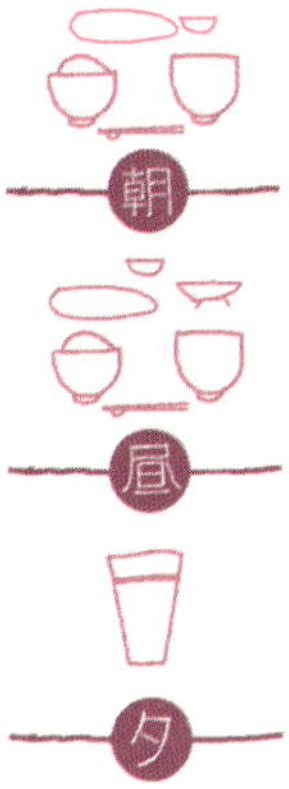

夕食時には、野菜ジュースの代わりに市販の栄養補助ドリンクやゼリーを食べてもかまいません。

ポイントは、とにかく**夜は胃腸にできるだけ食べ物を入れないこと**です。朝も昼もきちん

と食べているので、夜は胃腸を空っぽにして、なるべく休ませるようにしましょう。

きれいにやせる習慣術

夕食を飲み物だけにする

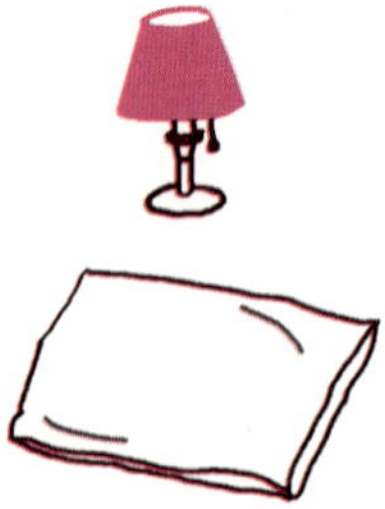

週末プチ断食の方法C

二日間、リンゴだけを食べる方法です。昔、流行った「リンゴダイエット」のように何日もリンゴだけを食べ続けるのは危険ですが、二日間だけでしたら断食的効果が得られます。できることなら、固形のリンゴではなくジュースにして飲むと、体内の毒素の排泄がより期待されます。

C

朝：リンゴジュース
昼：リンゴ
夕：リンゴ

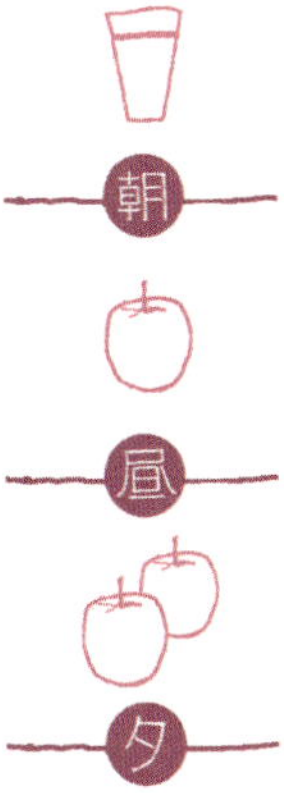

また、「スープ断食」もおすすめです。オニオンスープやミネストローネなど脂肪分の少な

いスープを鍋いっぱい作って、それだけを食べる方法です。この場合注意してほしいのが、スープを作る段階で塩分を加えないこと。食べるときに、あら塩をふる程度にとどめてください。

また、**プチ断食が終わったら、「回復期」をとるのが大切**です。おかゆやスープなど、胃腸に優しいものを食べて徐々に通常の食事に戻してください。いきなり、焼肉などしっかりしたものを食べると、胃腸が驚いて体調を崩してしまいます。

二日間、リンゴかスープだけ食べる

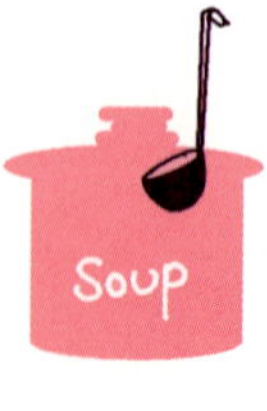

食べすぎ予防にこのハーブティー

やせたいのに食欲が止まらない……。そんなときにおすすめなのが、フェンネルという薬草のハーブティーです。

フェンネルとは、ギリシャ語で〝やせる〟という意味。漢方では、〝ウイキョウ〟という名で売っています。この薬草には、食欲を抑える効果、胃腸を整える効果があります。

食べすぎが気になるときは、フェンネルの種子（ハーブを扱う雑貨屋さんや、大きなスーパーなどで売っています）を煎《せん》じて飲むのが効果的。スパイシーな香りと、ほのかな甘味のあるお茶は、口当たりもよく飲みやすいハーブティーです。

このフェンネルは、インド料理屋さんで食後に出されることもあります。インドカレーはとても油っぽいので、食後の胃薬としてすすめられているのです。それだけ、中近東ではおなじみのハーブですから、薬効が期待できます。

食欲防止にはフェンネルを

食べすぎを抑えたい時、食べすぎてしまった時、どちらにもおすすめです。飲みものとして手軽に取り入れてみてはいかがでしょうか?

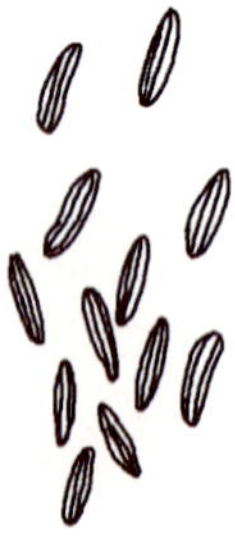

Column
コラム

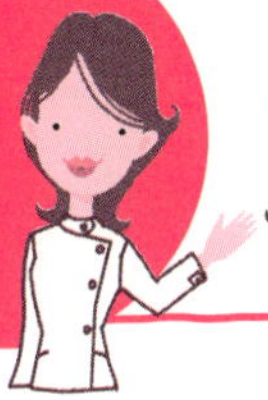

アロマのリラックス効果でやせる

フェンネルのほかにも、ダイエットに有効なハーブはあります。

たとえば、イランイラン。このハーブには、鎮静とリラックス効果があります。ダイエット中に食欲との戦いでイライラしているときなどに、たとえばお風呂にアロマオイルを１滴たらしてみる、アロマポットでお部屋に香らせる、といった使い方をすると、精神を落ち着かせることができます。

また、オレンジやグレープフルーツなどの柑橘《かんきつ》系やラベンダーには、リラックス効果があります。お気に入りの香りを見つけて、手軽にアロマテラピーを楽しんでみてください。

ダイエットの大敵「ストレス」の解消に役立ちます。

Chapter 6

やせるための新常識

ダイエットに間食は敵か？

間食禁止だとか、一日三食決まった時間に食べたほうがいいとか、ダイエット本には様々な「ルール」が書いてあります。でも、現代女性の忙しい生活でルールを守るのはほとんど無理。私だって、残業した後に飲みにいくことだってありますし、忙しい日は朝食を抜いたり夕方に間食することもあります。

私のダイエット理論に食事回数の制限はありません。できないことをやろうとすると、ストレスがたまるので、かえってよくありません。

だからといって、毎日不規則な時間に好き放題食べていたのでは太ってしまいます。深夜にたくさん食べた翌日は、翌朝もたいしてお腹が減っていないでしょうから、そのままお昼まで我慢するなど、食べすぎたぶんの調整をすればいいのです。

ところが、今の女性はこの調整がとっても苦手。マニュアルどおりに「朝食を食べるべき」

間食は無理して我慢しない

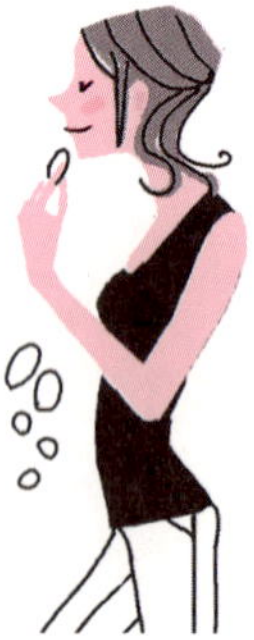

というダイエット理論をかたくなに信じて、前日遅くまで飲んでいたのに、無理して食べる……。また、「間食は太る」という理論を信じて、遅くまで夕飯が食べられない日も無理して我慢してしまう。すると、お腹が減って次の食事でドカ食いしてしまう……。こういう女性がどれほど多いことか！

ですから、**無理して「食事リズム」を決めるのではなく、食べすぎたら次の食事で減らす、お腹が減ったら少し間食する**など、生活の中で無理のないコントロールを心がけてください。下手な「常識」を守っていると、かえって太るだけです。

毎日三食しっかり食べるべき？

「朝食抜きダイエット」「一日一快食ダイエット」など、食事の回数を減らすダイエットが流行る一方で、昨年一〇キロ以上やせたハリウッドセレブのリンジー・ローハンは「一日五食ダイエット」でやせたそうです。

一体、食事は一回にたっぷり食べたほうがいいのでしょうか？　それとも、少しずつ何度にも分けて食べたほうがいいのでしょうか？

答えは、**「人による」もしくは「そのときによる」としか言えません**。ちょこちょこ何度も食べる食事法は、食事のたびにインスリンを分泌しなくてはならないので、すい臓の負担になります。そうすると、糖尿病になりやすくなるのです。もともと糖尿病患者が少ない欧米人には向くかもしれませんが、日本人にはおすすめできません。また、一度にほんの少量を食べているつもりが、実は合計するとすごい量を食べてしまったということにもなりかねま

せん。

一方、一食にしっかり食べる食事法は、胃が丈夫な人は大丈夫ですが、そうでない人には負担です。ですから、こればかりはみなさんの健康や環境と相談して、決めるべきでしょう。

食事の回数や量は体に聞いて調整する

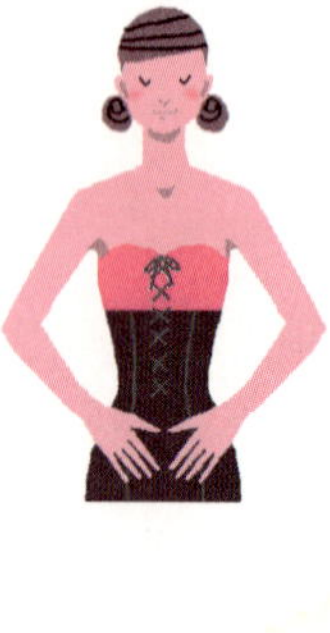

ストレス太りは本当にある？

ダイエットで深刻なのが「心の問題」です。人から見れば十分スリムなのに、「自分はデブだ」と信じ込んでいる人がどれほど多いことか。それで、無理に食事を減らしても、かえって「ストレス太り」になるだけです。

こう言うと、「ストレス太り」なんて本当にあるのか？　と突っ込まれそうですね。答えはＹＥＳ。「ストレス太り」はあるのです。現に、私のクリニックにも、「水を飲んでも太る」という方がたくさんいらっしゃいます。彼女たちの食生活を見ると、一日の摂取カロリーは一六〇〇キロカロリー以下という場合がほとんど。要は「心の問題」でやせられないのです。

人間とは面白いもので、好きなものを我慢したり、まずいものを嫌々食べたりすると、かえって太るものなのです。理由は脳にあります。「これを食べると太るなあ」と思って食べると、その思い込みで脳から体脂肪を増やすホルモンや代謝を下げるホルモンなどが分泌され

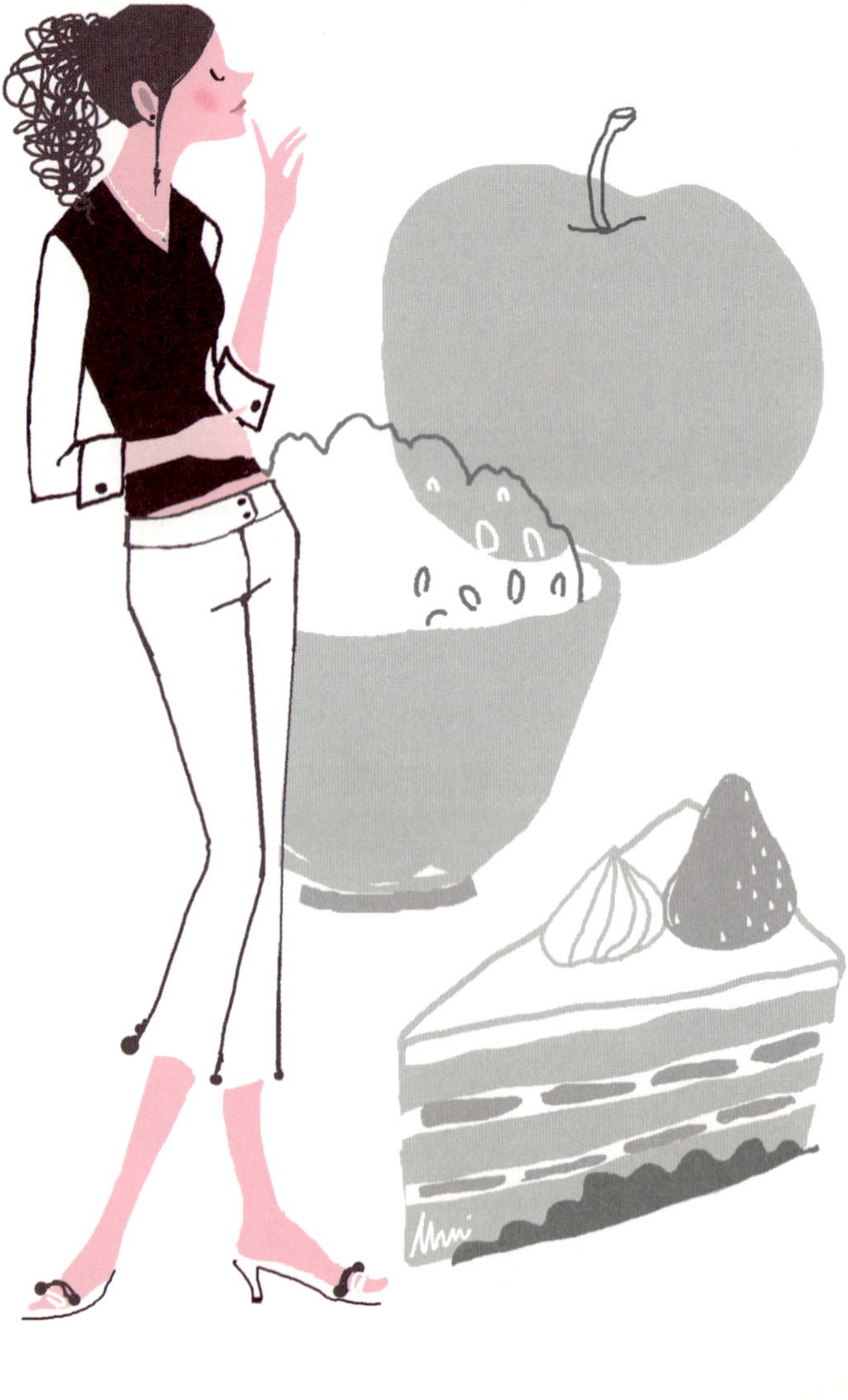

るからです。

また、最近では食べることにあまり関心がない人が増えているのも気になります。お腹が減ったら簡単なコンビニメニューやファストフードを流し込み、足りない栄養はサプリメントで補う……。こんな食生活で美しい体を手に入れることは不可能です。

なぜなら、「体の栄養」はもとより、「心の栄養」まで足りていないから。実は、ダイエットに欠かせないのはこの「心の栄養」なのです。

たとえば、好きな人とおいしいものを食べて、心から幸せと感じた日は、少々食べすぎても、案外太らないものです。それは、〝トキメキ〟にカロリーを消費したから。もしくは幸せな愛の満足感でいっぱいになり、さほど食べすぎないからです。このように、心の栄養を満たすことはダイエットにも効果的なのです。

反対に、ストレスを感じながら食べると余分な脂肪になる。一人寂しく、カロリー計算をしている女性が太るだなんて皮肉な話ですよね。一昔前、「寂しい女は太る」という内容の本がありましたが、あれもまんざら嘘ではないのです。

では、どうしたらいいか？

きれいにやせる
習慣術

太ると思って食べると太る

いちばんの解決策は、おいしく食べることです。少なくとも、「これは太りそう」などと考えながら食べるのだけはやめましょう。

また、ぜひ好きな人と食事に行ってください。外食は太るなんて考えず、その日のデートを楽しみましょう。食べすぎたら翌日セーブすればいいのです。とにかく、ダイエットにストレスは大敵。トキメキや喜びは大いなる味方だと心得てください。

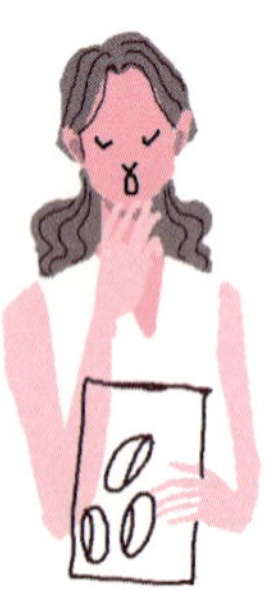

レンジでチンの調理が太りやすくなる理由

「お手軽クッキング」として、電子レンジは大人気です。みなさんも、会社帰りにコンビニでお弁当を買って、レンジでチンする方、多いのではないでしょうか?

でも、手軽な電子レンジには思わぬ落とし穴があります。**電子レンジの電磁波が、私たちにとってもっとも重要な栄養素、タンパク質の成分を壊してしまう**ということです。

壊れたタンパク質は、体がきちんと消化・吸収できません。だから、腸の内側にたまって太りやすくなってしまうのです。

とはいえ、蒸し器でふかしたり、鍋で煮たりするのは確かに手間です。オーブンやトースターをうまく使いましょう。また、私がおすすめするのが「炊飯器」。

たとえば、買ってきたシューマイや焼きイモなどを試しに炊飯器に入れて「保温」にしてみてください。五分ほどでふかふかになります。電磁波ではないので、タンパク質が壊れる

こともありません。

ちなみに、電磁調理器は、食べ物を外から温める構造になっているので、電子レンジのようにタンパク質を変形させる心配はありません。

電子レンジを避け蒸し調理をする

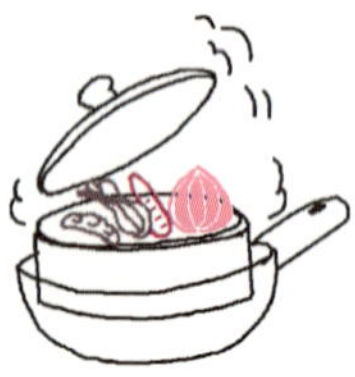

春先のダイエットの落とし穴

毎年春先は、花粉症の人にとっては辛い季節です。この時期はそろそろ薄着の季節になるため、「ダイエットがしたい！」と意欲を燃やす女性が増えます。

でも、花粉症にお悩みの方は、この時期のダイエットは失敗する場合が多いので考えものです。理由は二つあります。

一つは、花粉症の治療薬の問題です。**アレルギー症状を抑える薬は、体の代謝機能全体を抑制する傾向にある**ので、消費するエネルギーが少なくなるため、ダイエット効率が悪くなる可能性が高いからです。

もう一つは、ストレスの問題。目がかゆい、鼻はズルズル、喉はイガイガという花粉症の症状はかなりのストレスがたまります。そんなストレス状態に、さらにダイエットというストレスを付加したら……。まさに〝ストレスのミルフィーユ状態〟。やせるものもやせなく

減量するのは花粉の時期が済んでから

なってしまいます。実際、私がダイエット指導したみなさんも、花粉症まっただ中のダイエットはまったくやせないことがほとんどでした。

ということで、花粉症の方は花粉の季節が終わってからダイエットすることをおすすめします。

梅雨時期のダイエットの落とし穴

一般的に、春から夏に向けての暖かい季節は、冬に比べて基礎代謝量が少なくなります。気温の低い冬と違って、寒さから体を守ろうと体温を維持するために使うエネルギーが減るからです。

それに加えて、水分の代謝が悪いいわゆる「水太り」タイプは、湿気を吸って太るのかと思えるほど、体の水はけが悪くなり、むくみがひどくなります。湿度が高くなると、余分な水分をうまく排泄できなくなるのがこのタイプです。

ですから、**水分と脂肪の量が多い水太りタイプの方は、「梅雨太り」に注意**です。ハト麦茶や紅茶など水分の排泄を促すお茶を、ホットで飲んで水分代謝を上げましょう。

食事では、カリウムやマグネシウムの多い、果物や海藻、豆類などを多く摂るようにしてください。

あとは、やはり運動です。ヨガやピラティスなどがもっともおすすめですが、できないようでしたら先に書きました「おフダエクササイズ」（P.42参照）など太ももの筋肉を鍛えるエクササイズが効果的。血液やリンパの流れをよくして、むくみを防ぐ工夫をしてみてください。

きれいにやせる
習慣術

ハト麦茶や紅茶で水分代謝を上げる

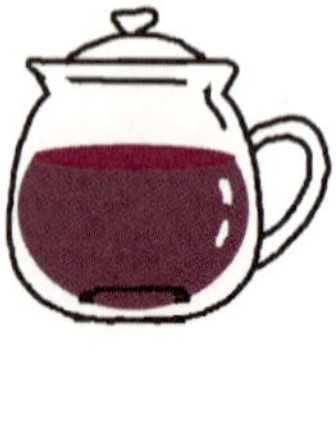

いちばんやせやすい季節は冬

冬は、クリスマスやお正月などのイベントが目白押しで、一年でいちばん太りやすい季節です。

ところが、意外かもしれませんが、一年でもっともやせやすい季節でもあるのです。

というのも、冬は外気が冷たくなるので、体が内臓の冷えを防ごうと、熱をたくさん作るので、かえって代謝は活発になるのです。逆に、夏は暑いので、体は熱をこもらせてはいけないと、代謝を下げる傾向にあります。

寒い冬は家にこもっていないで、外に出て外気を感じましょう。

冷たい空気を感じて体がブルッとすると、交感神経が刺激され、代謝がカッと上がります。

冬場のウォーキングやジョギングは、一年でいちばんダイエット効果が高いのです。

ちなみに、秋や冬になると食欲が旺盛になって太るという人は、暑い季節に夏バテ状態に

なり食事量が減るタイプでしょう。夏場の栄養不足の反動でそうなることがほとんど。季節による体重の増減を調節したいなら、夏にもきちんと栄養を摂ることです。

寒い冬は外に出て代謝をアップ

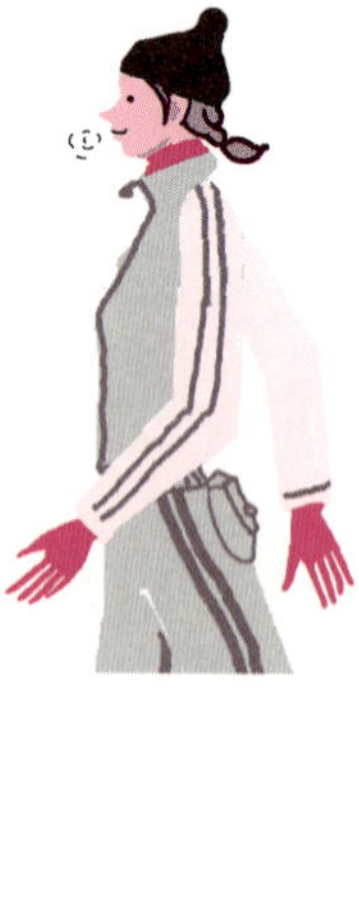

自分の食べ方をセルフチェックしてみる

一人暮らしだと、どうしても人の目がないので、食べすぎる傾向にあります。それでも外食するよりはいいだろうと頭で決めつけてはいませんか？　しかし、外食だから太るなんてことはありません。食べすぎたら翌日は調整する、正しいメニューを選ぶという鉄則を守っていればOKなのです。せっかくの人の誘いにも「太るから、行きません」というのだけはやめてほしい。そのうち誰にも誘われなくなって、ストレスで一人大食いする女になってしまいます。そんなの悲しすぎますよね？

ですから、私は一人で食べることよりも二人で食べることをすすめています。それが無理なら、一度テレビを消して鏡の前で食べてみてください。無心にたくさん食べている自分の姿を見て、ぞっとする人も多いはずです。

また、会社勤めのOLさんでしたら、昼はパソコンの前でサンドイッチなんかですませて

いないで、仲間と外で食べましょう！　何かをしながら「ながら食い」するのがいちばん悪い。**きちんと食べ物を食べているという意識がないと、食べた満足感が味わえず、際限なく食べてしまう**のです。やせたかったら、サンドイッチを捨て街へ出よう！　です。

きれいにやせる
習慣術

一人の時こそ味わって食べる

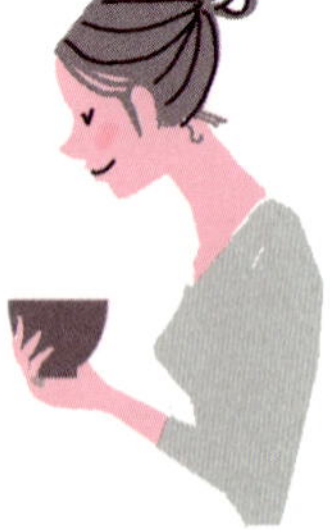

なかなかやせない原因は食事日記で発見する

その人の体は、その人が食べたものでできています。自分の体が何でできているのかを知ることは、ダイエットを成功させるうえでも欠かせません。ですから、私はダイエット中の方に「日記」をつけることをすすめています。日記をつければ、自分が意外と間食していることや、「食べ合わせ」の悪さに気づくかもしれません。

とはいえ、毎日食事日記をつけるのは面倒です。しかも、自分の食事内容がいいのか悪いのか、なかなか判断がつきません。そのためできることなら、友達とダイエット日記を公開しあうといいでしょう。特に**プロポーションの良い友達の食事内容と見比べると、「太る原因」が発見しやすくなります**。

よく、私はクリニックにいらっしゃるみなさんに、「スーパーに行ったらやせている人の買い物かごを見ましょう」と言っているのですが、理屈はこれと同じです。

きれいにやせる
習慣術

食べた物を翌日書き出す

やせている人は、普段から海藻や野菜や納豆などを食べていることが多い。やはり、それだけ体型維持に気を遣っているのです。一方、太っている人はやはりインスタント食品や牛乳など太りやすい食品を自然と毎日食べているケースが多いのです。

何事も「先生」に習うとマスターしやすいものですが、ダイエットも同様。やせている人に習いましょう。学ぶところは必ずあるはずです。

体重の賢い測り方と数字の見方

体重は単なる体全体の重さの数字なので、太ったかやせたかを正確には判断できませんが、やはり一つの「指標」にはなります。できれば週一回は体重計に乗る習慣をつけましょう。

「体重計ダイエット」といって、一日四回、体重計に乗るようにすると、食べすぎ予防効果で体重が減るという話もありますが、数字の変動に敏感になりすぎて食べないダイエットにつながる可能性もあるので、私はおすすめしていません。それに食べたあとには一～二キロ簡単に増えるので、細かい変動に一喜一憂する必要はありません。

体重の測り方のコツは、「同じ時間、同じ服装、同じ体重計」で測ること。そうでないと、正確な体重の推移がわかりません。たとえば、体の水分が抜けて軽くなっている朝起きてトイレに行った後や、夜お風呂に入った後などに測るのがおすすめです。

もう一つ、重要なチェックポイントは「体脂肪率」です。みなさんご存じだと思いますが、

体重計には週一回、同じ時間、服装で乗る

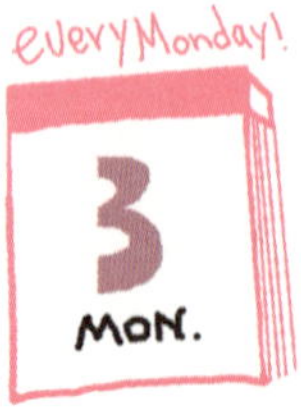

「肥満」＝「体重のうち脂肪の重さの占める割合が多い状態」です。太っているかやせているかを正しく判断するには体脂肪率を測らないとわかりません。最近では、家庭用の体脂肪計も普及していますので、定期的に測定してみてください。女性の目安としては、二〇～二五％でしたら適正な範囲です。それ以上でしたら、脂肪を燃やす努力をしましょう。

体脂肪率は、月に一回測って変化をチェックするのがおすすめです。

体重が減らない時期は体質の転換期

太ったかやせたか、いちばん大事なのは、結局のところ他人からどう見えるかではないでしょうか？　「体のサイズ」はある意味、体重や体脂肪率より重要です。ダイエット中なら、成果のほどを知る意味でも週に一回はメジャーでサイズを計測したいところです。

測る部分は五カ所。バスト、ウエスト、ヒップ、太もも、ふくらはぎです。測り方のコツは、鏡の前でメジャーを水平にして測ること。また、バストだったら乳首の高さで測るなど、もっとも「高さ」がある部分で測りましょう。

定期的にサイズを測っていると、体重とサイズの変化は同時ではないということがわかるはずです。実は、**「体重が減らない！」とイライラする「停滞期」は、サイズが締まるタイミング**。ですから、「自分がやせた」と思う時期と、人から「やせたね」と言われる時期はズレるのです。

きれいにやせる
習慣術

体重の停滞期はサイズを測る

これは、「水分」の問題です。脂肪は、落ちるときに一時的に水に置き換わります。この水分に置き換わったときが、体重が減るときなのですが、見た目やサイズの大きさは変わりません。サイズが落ちるのは、その後。水分が抜けてキュッと引き締まったときなのです。

つまり、体重は減っていなくても、サイズが減っていればダイエットが成功している証拠ですから、焦る必要はありません。

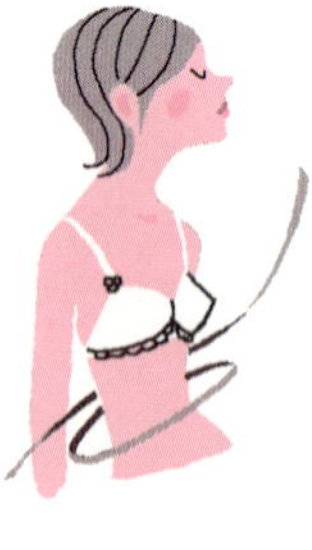

生理前に体重が増えてしまっても気にしない

頑張っているのに体重が減らない……。ダイエット中にこんな壁にぶつかると辛いですよね。

でも、もしかしたらそんなときは生理前や生理中ではないでしょうか?

実は、生理前の一週間は水分代謝が低くなる時期。この時期は、**生理で出血する水分を前もって蓄えようとするので、体の水分が増える**のです。当然、水分の分だけ体重は増えます。

生理前(中)に体重が二キロぐらい増える人もいますから。

でも、それは単なるむくみ。気にしないでください。そもそも生理とは一カ月に一度、女性が体を休めるための時期。

ダイエットを始めるなら、生理後に始めるのがベストです。生理後の二週間は、エネルギー代謝もアップして、無駄な脂肪や水分の排泄が高まる時期なので、このタイミングで食事

きれいにやせる
習慣術

生理周期に合わせて効率よくやせる

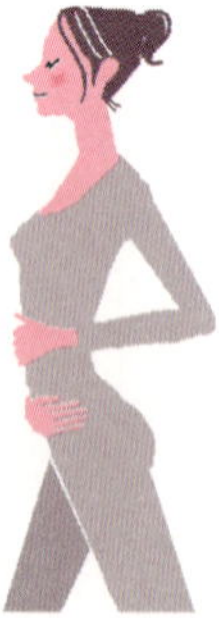

制限をしたりエクササイズに励めば、思うような効果が得られます。
やせやすい時期に集中してダイエットを行えば、効率よく、無理なくやせられます。

体が歪んでいる人は太りやすい？

姿勢が悪い、人からよく「安産体型」だと言われる……。そんな人は、骨盤が歪んでいる可能性があります。**骨盤が歪んでいると、どうしても内臓の位置が下がり、太りやすい体になってしまいます**。

なぜ内臓の位置が下がると太りやすくなるのでしょうか？　たとえば胃下垂。胃下垂だと、腸の位置が下がってしまい、栄養の吸収は悪くなります。すると、腸のぜん動運動が鈍るので、便秘がちになり、太るというわけです（症状が深刻な人は、逆に栄養不足でガリガリになってしまいますが……）。

また、内臓の位置がずれると、自律神経やホルモンのバランスまで崩れてしまいます。そうすると、ますます体の代謝が鈍ってしまうのです。

ですから、産後や、背骨が曲がっている自覚症状がある方は、一度、カイロプラクティッ

クや整骨院に行ってみるなどして、対策を講じたほうがいいでしょう。ずれを治せば、憧れのメリハリボディに一歩近づくことができます。

きれいにやせる
習慣術

やせやすい体のために歪みを治す

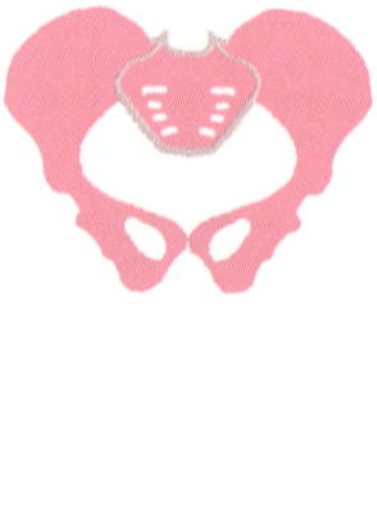

脂肪は体のどこからつくか？

脂肪は食べすぎた二週間後に身につくと言いました。では、どこから脂肪がついていくのでしょうか？　みなさん、おそらくウエストだと思うのではないでしょうか？　ところが、最初に脂肪がつきやすいのは実は脚なのです。

余分なお肉がついていく順番は、ふくらはぎ↓太もも↓背中↓お腹の順番です。

人間の体は、重力に逆らって二本足で立っています。ですから、やせるのは上から、太るのは下からが鉄則。だって、下から細くなってしまったら、安定が悪くて転んでしまうでしょ!?

だから、「最近お腹が出てきた」と思ったら、要注意！　実はほかの部分もしっかり太っているのです。

逆に、「最近顔がやせてきた」と思ったら、やせ始めているサインです。このままがんばれ

ば、ウエストも脚もやせていきます。

でもどうしても、脚からやせたかったら……。脚のエクササイズを集中的にやるしかありません。自然の摂理には逆らえないのです。

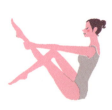

脚からやせたいときはエクササイズを

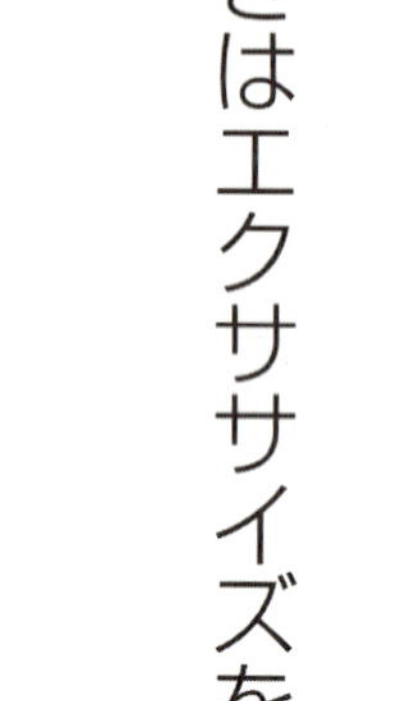

中年太りはいつから始まる？

年を重ねるごとに一キロずつ太り、気がついたらベスト体重より五キロもオーバーしていた……。こういう女性は多いのではないでしょうか？

それは、残念ながら年齢の問題。まず最初に考えられるのが、基礎代謝（体を動かさなくても消費されるエネルギー量）の減少です。また、胃腸の消化・吸収能力も落ちるので、どうしても脂肪が燃えにくくなるのです。いわゆる中年太りは二五歳ごろから始まります。

では、どうしたらいいか？　そんなときこそ、正しい食生活に改めるチャンスです。**正しい食生活をしていれば、自然と体は老化に見合った嗜好になっていきます**。だから、年々、油ものを遠ざけるようになったり、食べる量も少なくなったりするのです。

ただし、年をとると食事だけではどうしても変えられない肉体の変化があります。私たちが「三筋後退《さんきんこうたい》」と呼んでいる、三つの筋肉の衰えです。その三つとは、二の腕、腹筋、太も

も。こればかりは、運動で老化を防ぐしかありません。先に書きましたとおり、気になる部分は伸ばしてストレッチするのです。筋肉は、鍛えれば必ずつくという特性があるので、鍛えれば一生モノ。そして、よく伸ばして柔らかくしておくことが重要。コリは、筋肉の老化です！

筋肉は鍛えて伸ばす

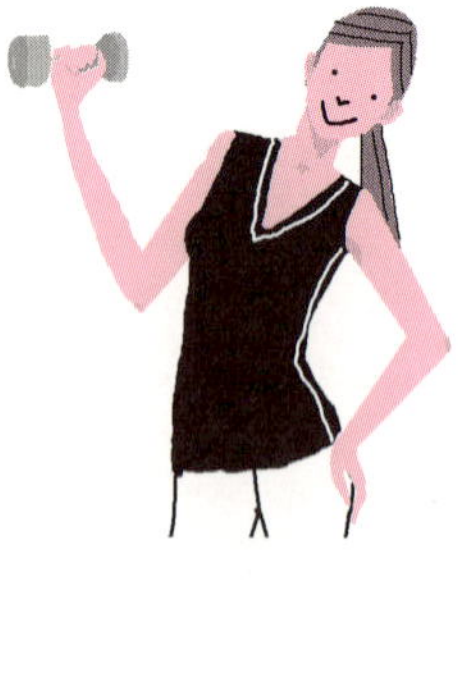

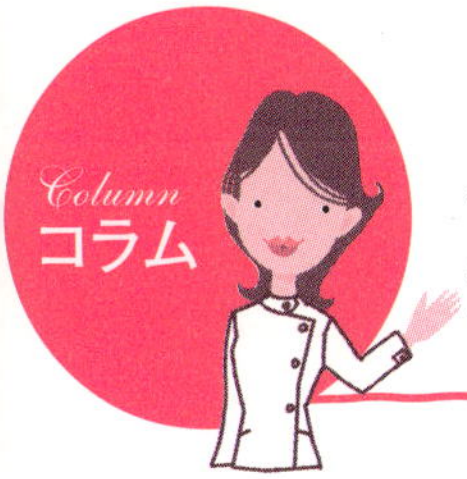

セルライトは潰すマッサージで消す

25歳を過ぎると、お尻の下や太もも付近にセルライト（オレンジの表面のような皮下のでこぼこ）が付きやすくなります。セルライトがたまると、水着姿にも自信が持てなくなりますし、美しいものではありません。

対策としては、除去用のスリミングジェルなどもありますが、もっと手軽に取り除く方法があります。お風呂で体を洗うついでに、マッサージすればいいのです。方法は簡単。気になる部分をつまんで引っ張り、体の中心に向かって押し流すだけ。

セルライトとは、脂肪と老廃物の塊《かたまり》なので、つぶして流すようにマッサージをすると、確実に減っていきます。

もう一つやってほしいのが、自分でできるリンパ・マッサージです。リンパとは、毒素を運ぶ腺ですが、滞るとどうしても代謝が下がります。ですから、ここも体を洗うついでにマッサージしてあげるといい。下から上にマッサージして、最後に腕と脚の付け根のリンパ筋を押すだけで、リンパの流れがよくなります。

Chapter 7

間違いだらけのダイエット

炭水化物抜きダイエットの大誤解

「ダイエットの誤解」として問題なのが、最近の女性たちの「米嫌い」です。私のクリニックにみえる方にも、炭水化物、なかでも米は太ると思い込んでいる人がどれだけ多いことか。でも、これはまったくの誤解です。

確かに炭水化物は、脂肪になりやすい側面があります。ただし、**太りやすいのはパスタやパンなどの小麦製品**です。小麦の加工食品は、体内で分解されにくいので、腸壁に分解されなかった成分がこびりつき、やせるための栄養の吸収を悪くし、代謝が下がってしまうからです。

一方、米はどうでしょうか？　米は原形そのままの食品です。こうしたもとの形に近い食品は消化がいい。エネルギーとして消費され、脂肪になりにくいのです。

イモも敬遠されがちですが、伊達式ダイエットではイモは体を温めるのでおすすめの食品

です。女性はみなさん好きですし、腹もちもバツグン。

とはいえ、炭水化物を抜くと一時的に体重が減るのは事実です。ですから炭水化物抜きダイエットは人気があるのです。

でも、みなさん肝心なことを忘れています。脳を動かす成分は何だと思いますか？　それは糖。なかでも炭水化物の成分がもっとも良質な脳の栄養です。つまり、ご飯など炭水化物を抜くと脳が働かなくなるのです。仕事や勉強に手がつかなくなっては賢いやせ方とはいえません。ただ細いだけでなく、知的で美しい女性を目指したいものです。

米中心の食生活にする

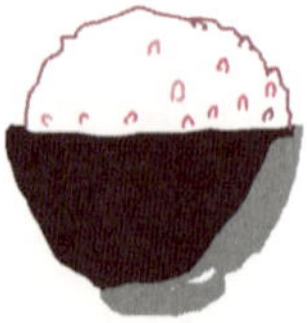

飲むだけでやせるサプリメントの効果のほどは…

どうしてもやせたい――。そんな悩みを持つ女性に、「飲むだけでやせる」ダイエットサプリメントは人気です。脂肪分をカットするタイプのキトサン、糖分をカットするタイプのギムネマや白インゲンなどいろいろ売られています。特に最近では、食べた油分と糖分を固めて出すタイプのサプリメントが流行りました。

私も使ってみましたが……。結論から言いますと、それらを飲んでもやせません。確かに、あの手のサプリは、飲むと糖や油がカットされた（ような）気にはなります。けれども、糖分をカットするタイプのものは、甘味を感じさせないようにするクスリなので飲んでも意味はありませんし、油をカットするタイプのものを飲むと、私の場合、その後便秘になってしまいました。

油をカットしているのに、便が出ないということは、その油はどこに行ってしまったので

しょうか？ きっと、体内でつまってしまったのでしょう。それは排泄物の臭いでわかります。便秘状態になると、まず尿量が減り、臭いがきつくなります。こんな自覚症状が現れたら、体内の代謝が正常に行われていないサインです。こんな状態でやせるはずがありません。

サプリメントは正しく選び、過剰なやせ効果を期待しないようにしましょう。

やせるサプリに期待しない

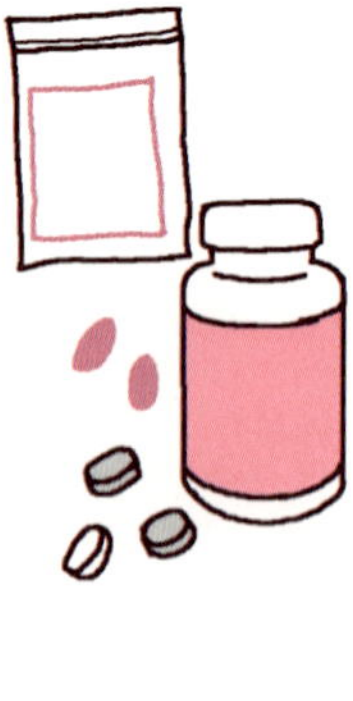

やせるお茶ではやせません

お茶といえば、「減肥茶《げんぴちゃ》」というのも流行りました。お茶を飲むだけでやせられるのでしたら、そんなラクな話はありません。人気が出るのも当然だと思います。

でも、世間にそんなうまい話はありません。「やせるお茶」はやせないどころか、飲みすぎれば体に毒です。プーアール茶などに代表されるやせるお茶は、体内の油を流すといわれています。確かに、油を流す効果はありますが、**ダイエットにはむしろ「油」が必要**です。体の脂肪を流すのは、油でしかできないからです。必要な油まで流してしまう減肥茶が体にいいわけがありません。常用していると、肌もカサカサになってしまいますよ。

それ以上に避けたいのが「センナ茶」。これは、便秘を解消するお茶として人気が出ましたが、飲み続けるうちに腸がぜん動運動をしなくなるという恐ろしい副作用があります。胃壁を荒らす作用もありますので、普段から飲んでいたらまず胃に良くないと思ってください。

胃が荒れると、消化できなかった成分が腸の内壁にたまり、大切な栄養の吸収を悪化させ、太りやすくなります。

いっとき流行った「中国産のやせ薬」も同様です。あれは、まず肝臓がやられます。薬効成分が強烈で、肝硬変になる人もいます。ここがやられると、毒を分解することもできなくなります。ダイエットどころか健康が害されますので、絶対に手を出さないでください。

油を流すタイプのお茶を常用しない

△

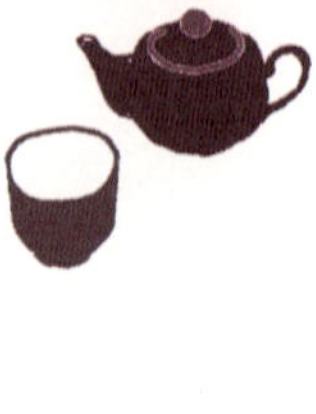

お通じをよくするというヨーグルト神話の弊害

少し前、ダイエット食品として、カスピ海ヨーグルトが人気でした。ふつうのヨーグルトも、食べると便通がよくなるとか、花粉症にいいだとか、さんざん持ち上げられていましたが、私はそうは思いません。

なぜなら、日本人は乳製品をうまく消化することができないから。データによると、日本人の約八割が生まれつき、体内に乳製品を分解する酵素がないのです。

ですから、無理して乳製品を摂ると、腸の内側にもう一枚膜を作ってしまい栄養の吸収が悪くなり、花粉症などのアレルギー症状を起こす原因にもなります。便通がよくなったと感じるのは単に消化できずにお腹をこわしているだけなのです。

チーズにしても同様です。乳製品には確かに、カルシウムが豊富ですが、うまく消化・吸収されなければ食べないのと同じです。

カルシウムを補給するなら、豆や小魚、海藻など日本人が食べなれている食品で補いましょう。

乳製品を摂りすぎない

△

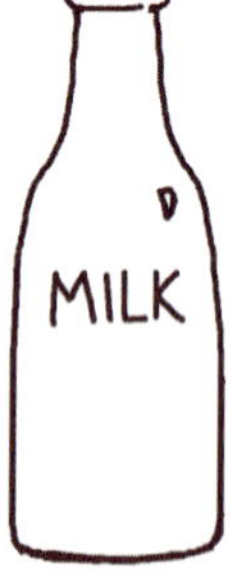

腸内洗浄はやせるどころか体を壊す

女性に人気のダイエットに「腸内洗浄」があります。これは、お尻の穴から管を差し、温水を入れて浣腸《かんちょう》し、「宿便」を出すというダイエット。かの故ダイアナ妃がやっていたことでも有名になりました。

ズバリ言います。**腸内洗浄は下手をすると死ぬ危険性があります**。

腸とは、食べたものが消化された状態で通る器官です。内臓なのに外気が通る、不思議な存在なのです。極端に言えば、皮膚と同じようなものだと考えてください。その内壁を、ガーッと全部削り取ってしまうのが腸内洗浄です。皮膚でたとえると、表面を削ってしまうようなもの。腸は赤剥《む》け状態になり、バリア機能を失います。

こうなると、少しでも変な菌が入ってきたらすぐに病気になってしまいます。ですから、腸内洗浄は医師の指導を受けられる所で。

栄養を摂って正しい排泄をする

便秘気味で浣腸を乱用している女性もいますが、これも危険です。体の外から刺激を与えて出すのではなく食べて規則的に動く腸をめざしましょう。

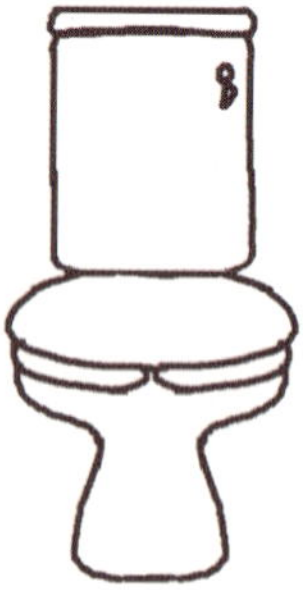

単品ダイエットにはまる女性は口が臭い

炭水化物抜きや単品ダイエットなど「食べないダイエット」は栄養失調になって体が省エネモードになり、脂肪をためこみやすい体質になると述べてきましたが、さらに困った副作用があります。それは、食べない女性は口が臭くなるという驚きの事実です。

ではなぜ、食べないと口臭が強くなるのかについて説明しましょう。理由は二つあります。

一つは胃の潰瘍《かいよう》臭です。胃は食べ物が何も入ってこないと、自ら自分の胃を食べてしまうという特質があります。すると、胃を分解した異臭が上がってきて、口から強烈な臭いを放つことになるのです。

もう一つは、腸内の異常発酵です。**人間はきちんと食べないと、排泄が滞ります**。すると、排泄されない古い便が体にたまっていきます。それが一定量を超えると、ついには口からウンチの臭いを発散させることになるのです。

もちろん、臭いは口だけにとどまりません。「発酵」は体臭にも及び、いわゆる有毒ガスの悪臭を放つことになります。このように、間違ったダイエットは、女の敵「臭い」の原因になるのです。

きれいにやせる習慣術

きちんと食べて息きれい

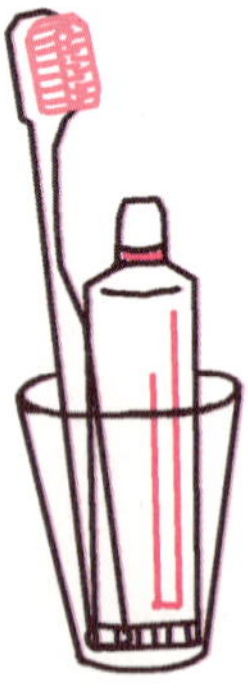

食べない女性はフェロモンがない

さらにもう一つ、「食べない」ダイエットのデメリットを言いましょう。それは、「男性から相手にされなくなる」ということです。

みなさんの周りにいる「モテ女」は見るからにフェロモンがありませんか？　フェロモンや女性らしさに重要なのは「女性ホルモン」です。ホルモンは、きちんと身になる栄養を摂取していないとつくられません。

第一、危険なダイエットをするとまず来るのが生理不順。なかなか予定日に生理にならなくなり、しまいにはプッツリ来なくなってしまう……。一体、なぜでしょうか？　そもそも、生理とは子孫を産み育てるための機能です。「それがなくては死んでしまう」というものではありません。

だから、無理なダイエットをして体が〝瀕死状態〟になると、生理が止まるという事態に

なるのです。体の本音としては、自分が生きるか死ぬかのときに、次世代のことを考える余裕があるか！　といったところでしょうか。

生理が不順なのは、「妊娠能力が低下している」ということ。男とは不思議なもので、妊娠能力低下中の女に自らの精子を植え付けようとは、本能的にしないものなのです。

また、生理が止まるということは見た目の女らしさもなくなるということです。ボディラインからはメリハリが消え、顔色は冴《さ》えず、艶《つや》っぽさがない……。こうなると、男性も寄ってきません。

危険なダイエットで栄養不足の女性はセックスで「濡れる」ことさえできなくなります。食べることから得る活力を失えば、子孫を残そうという機能は衰えていきます。すると、卵巣がホルモン分泌をストップしてしまう。こうなると、セックスも楽しめなくなるし、生理も不順になるのです。

ですから、「男性にモテたくて」ダイエットしたのに、結果はまったく逆という悲劇に……。これは、私の実体験でもあります。

みなさんも生理不順になるようでしたら、間違ったダイエットをしている証拠。一度、不

順のスパイラルにはまると取り返しがつかなくなるので、くれぐれも危険なダイエットはやめてください。ぜひ心身ともに美しいモテ女になって、イイ男と楽しい恋愛をしましょう！

食べてきれいなモテ女になる

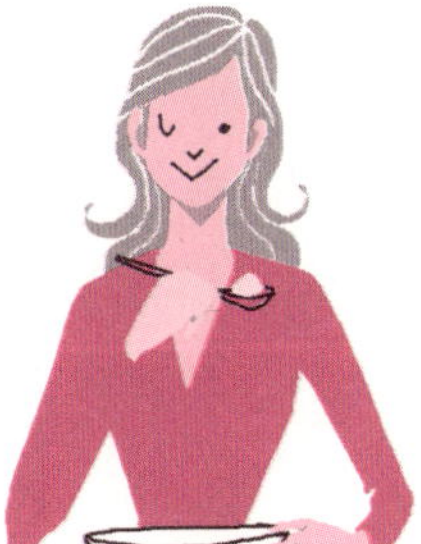

Epilogue

ダイエットに成功する人、しない人

食べていないのに太る人

少ししか食べてないのにやせられない、どんなダイエットをしても効果がない……本書はそんな女性たちを救う食事法を紹介してきました。ではここで、なかなかやせられない人が陥りやすいパターンを四つに分類してみましょう。あなたは、気づかないうちに左ページのようなタイプに当てはまっていないでしょうか。

間違った食べ方を続けて心と体のバランスを崩さないためにも、ご自分の食生活をもう一度チェックしてみてください。

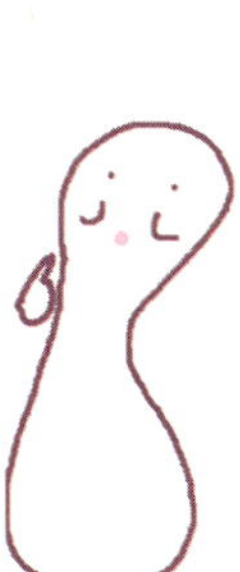

ストレスデブ

「食べると太る」と思い込むそのストレスで脂肪をためるタイプ。体脂肪を増やし、代謝を下げるホルモンが脳から分泌され、少ない摂取量でも体に蓄えてしまう。

栄養不足デブ

同じようなメニューや単品ばかり食べるタイプ。消化・吸収を助ける酵素が足りないため、食べ物カスが腸にへばりついて代謝を上げる栄養が不足して太る。

冷え性デブ

低体温気味で手足が冷えているため、代謝が悪く脂肪をためこみやすいタイプ。胃が弱い場合が多いため、栄養不足のスパイラルに陥りやすい。

記憶喪失デブ

食べたことを「食べた」とカウントしない、または食べたことを忘れてしまうタイプ。食べすぎている自覚がないので、本当は食べすぎのため太る。

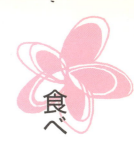

食べてきれいにやせる人

では最後に、食べてもきれいにやせる人のポイントを四つまとめたいと思います。みなさん、もうおわかりですね。「食べていないのに太る人」のパターンと反対の生活スタイルを身につけることがポイントなのです。

食べることは本来、楽しくて幸せな行為です。それなのに、「これ食べると太るのよね」などと罪悪感をもちながら食べている人が最近はいかに多いことでしょう。そういう食べ方を続けていると、体だけでなく心にも余計な脂肪がたまってしまいます。ダイエット成功の何よりの秘訣は、心と体の栄養を上手に摂ること。カロリーの呪縛から解き放たれ、楽しいダイエットライフを送ってください。

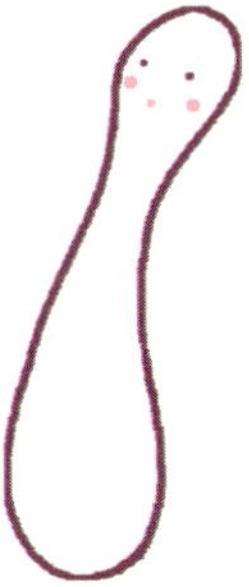

あったか美人

体を冷やすものは控え、味噌汁やスープなど体を温めるものを欠かさないタイプ。きちんと消化できる強い胃をもつため、エネルギーとしてしっかり消費できる。

がっつり美人

肉類やご飯など血肉となるものをがっつり食べているタイプ。代謝を上げる栄養をバランスよく摂っているため、食べた物を体の中で残さず燃やすことができる。

エンジョイ美人

食べることを心から楽しんでいるタイプ。ストレス太りや、やけ食いとは無縁の生活を送っているため、心身ともに健康的で美しい体を維持できる。

メリハリ美人

食べるときは食べる、我慢するときはするとメリハリのあるタイプ。何かを食べ続けたり、間食しすぎることがない。食べすぎたあとも上手に調節ができる。

あとがき

「神様、食べても食べても太らない体をください！」この願いが叶うなら、一生ダイエットのことなんて考えずに生きられる。好きなものを好きなだけ食べられる。でも、そんな都合のいい体は神様も与えてはくれませんね。食べすぎたら太るのは当たり前。だから、食べすぎないように気をつける。

でも、ひたすら食べないようにしても思い通りにはやせられません。「どうして食べてないのにやせないの？」と悩み続け、ありとあらゆるダイエットを試してきた方、この本を読んで、なぜやせなかったのか、その理由がわかりましたか？

「スリムな人は、スリムになるものを食べている」、このことに気づくのに、私は二〇年近くもかかってしまいました。「どれだけ食べるか」ではなく、「何を選んで食べるか」がポイント。選び方のコツさえつかめば、好きなものを好きな時に食べても太らないことを、一人でも多くの方に知っていただきたくて、この本を書きました。食べることとダイエットがこの上なく好きな私が見つけた方法が、一人でも多くの方の役に立てば何よりの幸せです。

本書を作るにあたって協力してくださったみなさん、そしてこの本を読んでくださったみなさんに心より感謝申し上げます。

伊達友美

甘い物・おやつ

- 無添加のドライフルーツを食べる
- 甘い物を食べたら野菜ジュースをプラス
- クッキーより豆大福を選ぶ
- ダイエット甘味料は摂らない
- 砂糖はハチミツで代用する
- 間食は無理して我慢しない

外食

- 中華料理でいい油を積極的に摂る
- フレンチやイタリアンでもスープをプラス
- 居酒屋では普段食べない
  メニューを選ぶ
- ランチは単品ではなく定食にする

アルコール

- お酒を飲むなら水も飲む
- 合成酒は避ける
- 氷の入ったサワーより
  常温の赤ワインや熱燗にする

キリトリ線

Beauty book

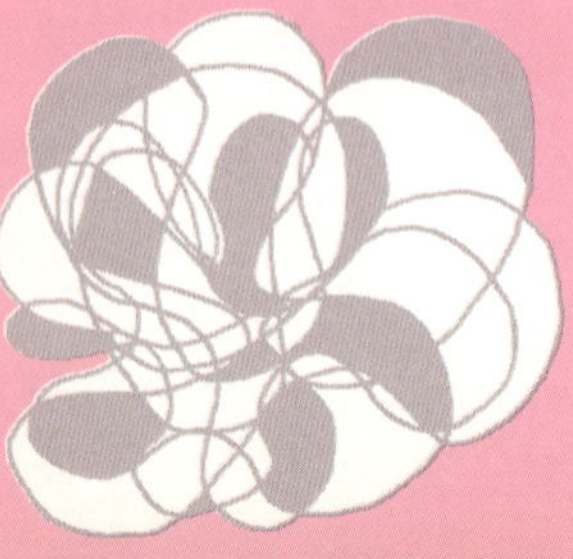

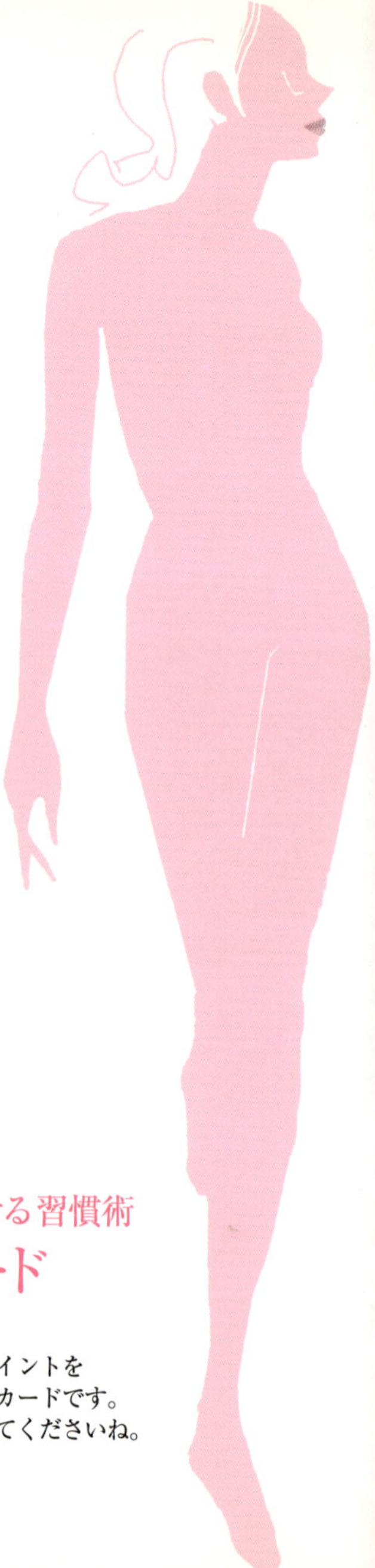

きれいにやせる習慣術

携帯カード

やせる食べ方のポイントを
習慣づけるためのカードです。
切り取って携帯してくださいね。

肉・魚

- 羊、牛、豚肉を食べる
- ササミより赤身の肉を選ぶ
- ステーキなど元の形がわかるメニューにする
- 刺身を食べる
- 生肉、刺身には薬味をプラス
- 肉・魚・卵は1日2回食べる

油・揚げ物

- 天然のオリーブオイルやゴマ油を生で摂る
- 加工されたサラダ油は使わない
- マーガリンを使うならバターにする
- 揚げ物にはレモンをかける
- 新鮮な油で揚げたものを食べる
- 衣はパン粉の代わりにナッツにする

炭水化物

- パンより米を中心に食べる
- ラーメンやうどんより蕎麦を選ぶ
- パスタよりリゾットを選ぶ

谷折り

野菜・豆類

- 根菜類は欠かさず食べる
- 野菜のもとの形がわかるメニューにする
- 豆製品は毎日摂る
- ローストしていないナッツ類を摂る

果物

- リンゴやミカンなど国産のものを選ぶ
- フルーツは朝一種類食べる

水分

- 水は常温で午前中にたっぷり摂る
- 水は国産のものにする
- 食べ物の水分も入れて一日1.5リットルが目安
- 味噌汁やスープを食事にプラスする
- ジンジャーティーやココアで体を温める
- ハト麦茶や紅茶でむくみスッキリ
- アミノ酸飲料は避ける
- 牛乳は豆乳に替える

著者紹介
伊達友美　1967年生まれ。栄養学博士、管理栄養士、銀座アンチエイジングラボラトリー・カウンセラー。心と体と性にまつわる栄養学（ホリスティック・ニュートリション）を専門に2000人以上の減量栄養指導を実践。単なる減量ではなく、「ボディラインと肌を美しく変身させる」指導法が有名。テレビや雑誌でも活躍中。著書に『もういちど恋したい！アンチエイジング・ダイエット』（ライブドアパブリッシング）などがある。
公式HP http://omakase-diet.com/

食べてきれいにやせる！
伊達式 脂肪燃焼ダイエット
2006年6月10日　第1刷発行
2008年4月30日　第9刷発行

著　者　伊達友美
発行者　見城 徹

GENTOSHA

発行所　株式会社 幻冬舎
〒151-0051　東京都渋谷区千駄ヶ谷4-9-7

電話：03(5411)6211(編集)
03(5411)6222(営業)
振替：00120-8-767643
印刷・製本所：図書印刷株式会社

検印廃止

ISBN4-344-01174-0　C0095
幻冬舎ホームページアドレス　http://www.gentosha.co.jp/

この本に関するご意見・ご感想をメールでお寄せいただく場合は、
comment@gentosha.co.jpまで。